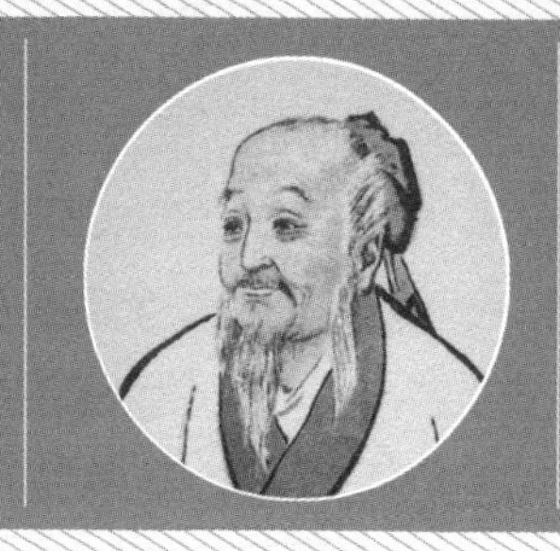

名中医谈

慢性疾病的自然疗法

主　编：黄　瑛　李小莎　谭兴贵
副主编：黄安华
编　者：（按姓氏笔画排序）
卢　庭　李成官　欧阳炜林　段文文　唐诗洋　黄筱娟

CTSK 湖南科学技术出版社·长沙
国家一级出版社　全国百佳图书出版单位

图书在版编目（CIP）数据

名中医谈慢性疾病的自然疗法 / 黄瑛，李小莎，谭兴贵主编. — 长沙 : 湖南科学技术出版社，2023.9
ISBN 978-7-5710-2260-0

Ⅰ. ①名… Ⅱ. ①黄… ②李… ③谭… Ⅲ. ①慢性病—自然疗法 Ⅳ. ①R454.6

中国国家版本馆CIP数据核字(2023)第104612号

MINGZHONGYI TAN MANXING JIBING DE ZIRAN LIAOFA
名中医谈慢性疾病的自然疗法

主　　编：黄　瑛　李小莎　谭兴贵
出 版 人：潘晓山
责任编辑：王　李
出版发行：湖南科学技术出版社
社　　址：长沙市芙蓉中路一段416号泊富国际金融中心
网　　址：http://www.hnstp.com
湖南科学技术出版社天猫旗舰店网址：
　　　　http://hnkjcbs.tmall.com
邮购联系：0731-84375808
印　　刷：湖南省众鑫印务有限公司
　　　（印装质量问题请直接与本厂联系）
厂　　址：长沙县榔梨街道梨江大道20号
邮　　编：410100
版　　次：2023年9月第1版
印　　次：2023年9月第1次印刷
开　　本：710mm×1000mm　1/16
印　　张：13.75
字　　数：223千字
书　　号：ISBN 978-7-5710-2260-0
定　　价：88.00元

作者简介

黄瑛，原名寿元，男。1965 年毕业于湖南中医药大学（原湖南中医学院，学制六年），毕业后，一直在乡镇卫生院工作，1979 年年底调入安仁县中医院，开始从事中医工作。1983 年晋升为中医主治医师，1987 年晋升为中医副主任医师，2005 年湖南省老龄委授予中医主任医师，从医 50 余年，曾撰写医学论文数篇，其中国家级刊物上发表文章 3 篇，省级刊物发表文章 3 篇（包括一等奖 1 篇，二等奖 1 篇，亚太国际优秀论文 1 篇），选入《临床与实践》《全国疑难杂症治验》等书籍。

曾任安仁县中医院院长、党支部书记、湖南省中医学会会员、郴州市中医学会理事、《中国医学荟萃丛书》编委、中国特效医术研究会委员。事迹收入中华医学研究会《专科名医》，多次荣获县级科技优秀奖，已收入《湖南中医名人志》，主编《名医名方医案精选》一书。

作者简介

李小莎，医学博士，湖南中医药大学第二附属医院“中青年名医”，副主任医师，全国第四批名老专家学术继承人，国家级名老中医欧阳恒的关门弟子。

湖南省中医药和中西医结合学会第三届社区与乡村专业委员会副主委，湖南省中医药和中西医结合学会第七届皮肤性病专业委员会常务委员会皮肤外科学组组员。湖南中西医结合皮肤性病学会委员。

在国家统计源期刊发表《名老中医欧阳恒学术思想的继承总结》《浅谈欧阳恒教授给“邪找出路”之论治》《当归玉真散治疗慢性荨麻疹的临床与实验研究》《痤疮的中医临床辨治》等论文20余篇，参编《中医皮肤性病学》《实用皮肤病诊疗手册》《中医皮科欧阳恒临床经验集》《中医外科学图谱》《皮肤亚健康学》《白癜风诊断与治疗》《名医名方医案精选》等书。主持及参与多项国家级和省级自然科研课题。

擅长治疗白癜风、黄褐斑、慢性荨麻疹、湿疹、银屑病、痤疮、脱发、血管炎等皮肤疑难病，熟练掌握针灸、火针、微针、刮痧、放血拔罐等自然疗法治疗各种皮肤病，疗效显著，深受广大患者好评。

作者简介

谭兴贵，男，硕士研究生导师，教授。美国加州中医药大学博士生导师，为中华中医药学会学术传承导师。1969 年毕业于湖南中医药大学（原湖南中医学院）。1977 年赴原北京医科大学附属医院、北京市第二人民医院进修西医内科学 2 年，1983 年晋升为讲师。1990 年创办我国第一份药食结合饮食文化科普杂志《药膳食疗研究》，2006 年更名《东方药膳》，兼任该杂志主编。1990 年任《湖南中医药大学学报》编辑部主任，主持编辑的该学报多次在全省、全国学报评比中获奖（省级 3 次、国家级 3 次）。1991 年晋升为副教授，1995 年被国家教委（全称为中华人民共和国国家教育委员会，现为中华人民共和国教育部）评为全国高校自然科学学报系统优秀编辑工作者，1996 年任湖南中医学院党委宣传部副部长。2000 年创办亚洲首份食疗保健杂志《东方食疗与保健》，并任该杂志编委会主任兼社长。2002 年晋升为教授，任硕士研究生导师。2013 年被美国加州中医药大学聘为博士生导师。2015 年 12 月获得中国期刊协会颁发从事期刊出版工作 30 周年荣誉证书。现任湖南中医药大学中医药膳、养生学教授，《东方药膳》杂志主编，《东方食疗与保健》杂志社长等职。主编学术著作 74 部，合著 8 部。其中《百病食疗方》荣获第 14 届华东地区优秀科技图书二等奖。《家庭常用食物食疗方》荣获首届湖南省优秀科普作品二等奖。主编全国高等中医药院校统编教材 3 本：《中医药膳学》（新世纪全国高等中医药院校统编教材）；《中医养生保健研究》（原卫生部“十一五”全国高等中医药院校研究生规划教材）；《中医药膳与食疗》（全国高等中医药院校亚健康专业教材）。在省级、国家级刊物上发表论文 100 余篇。主持完成科研课题 2 项，参加科研课题 2 项，其教学、科研和主办的期刊杂志获国家教委、国家中医管理局和湖南省等省部级奖 10 余次。筹办、召开、主持 18 次国际药膳食疗学术研讨会。系国内外知名的中医药膳养生专家。

内容简介

本书作者根据慢性疾病人群的主要生理和病理变化特点，强调“虚”是导致各种慢性疾病的根本原因。运用传统中医特色疗法及数百个绿色自然调养方法，对慢性疾病人群采取综合治疗措施，全书可体现“治养结合”“药食结合”“动静结合”“双心结合”“脑体结合”“防治结合”六个结合法数，以献给慢性疾病患者，延缓其慢性疾病的进程。本书题材真实，疗效可靠，对准选择，受益匪浅。

前　言

PREFACE

当今人类社会，正处在经济飞跃发展，人们的生活习惯已改变，而生活水平不断地提高，人的寿命也在不断地延长，这是社会的进步，一个国家的强大，人们的幸福，虽然出现亚健康和慢性疾病患者，日益增多的社会现象也不足为奇，这种现象是自然规律，这规律是不会以人的意志而改变。而人类的寿命就是这样一种规律，正如《灵枢·天年》曰："人生十岁，五脏始定；二十岁，气血始盛，三十岁，五脏大定；四十岁，五脏六腑，十二经脉，皆大盛；五十岁，肝气始衰；六十岁，心气始衰；七十岁，脾气虚；八十岁，肺气衰；九十岁，肾气焦；百岁，五脏皆虚，神气皆去，形骸独居而终矣。"又说："气微而弱，神疲乏力，四十而衰。"说明人的一生，经过生、长、壮、老，在各个不同的年龄阶段，出现脏腑功能不断减退，免疫力逐渐低下，脏腑失养，而产生先有亚健康人群和后有各种慢性疾病。所以我们日常生活中，常出现"没力气，说话无力，走路无力，做事费力，力不从心，头晕气短，神疲乏力……大病不算，小病不断"这些现象，都与气有关，故有"人非此气，不足以有生"。气生于先天，气为生命之本也。

作者通过50余年的实践观察，潜心研究，从中体会，可以概括亚健康也好，慢性疾病人群也罢，其具有共同特点——虚弱，多与机体整体，即先天功能衰退，后天不足，又不能充养先天，造成脏腑失养，气血亏虚，"久病多虚""五脏皆虚"的病理变化特点有关，因此，举例选择了部分常见、多发的病种，以中医独特的诊疗和数百个绿色自然调养方法，其中包括绿色中医中药、药膳食疗、特色针灸、督脉艾灸、营养食品、保健食品、蔬菜水果、气血调补、情志调节、五季调养、全身运动……及生活护理等一一作了简单介绍，以全方位、多措施，综合采用养为主、治为辅的防治理念为目的，来帮助亚健康人群和慢性疾病患者，活动筋骨，改善血液循环，给机体供血供氧，补充营养，充养五脏，增强体质，使之早日恢复身体健康。

全书以传统中医中药和绿色自然疗法为主，以专业和科普的形式，传递给亚健康人群和慢性疾病人群，将防病、治病、养病融为一体，呈现对他们的关心和帮助，为使读者深入领会其中的养生智慧，掌握各种养生方法和原则，我们编写了这本书。在解读传统养生智慧的同时，中药的产品选择也是非常关键的一环，我在临床上常用华润三九中药配方颗粒，在处方上可灵活加减，优于中成药的固定方药，体现了辨证论治和个体化治疗，同时患者服用方便，也符合当今中国居民的生活特点和城市的快节奏，患者依从性较好！

本书在编写过程中，得到湖南中医药大学谭兴贵教授的参与编写，如药膳和药房内容，同时，对引用所有参考文献的作者们致以谢忱。承蒙华润三九医药股份有限公司的大力支持，使本书得以付梓。书中错误之处难免，敬请各位读者批评指正。

黄　瑛

2022年12月

目录
CONTENTS

上篇 人的生理和病理变化特征

中篇 系统常见疾病

上篇

人的生理和病理变化特征

《黄帝内经》（简称《内经》）曰“阴阳者，天地之道也，万物之纲纪……”“人以天地之气生，四时之法成”“人与天地相参也，与日月相应也”，这段经文指的是宇宙中的一切万事万物，随时在不断地变化，这是客观规律，是不会以人的意志去改变。人类也是一样，与宇宙同步，与天地同行，“天人合一”是平衡存在的，是必须要遵守的规律。又说“四十岁，阴气自半也……六十岁，心气始衰”，人到四十岁时，精气、精液、气血开始不足了；六十岁时，心气即指生命之气，以及各脏腑功能都开始减退，出现力不从心，抵抗力下降，正气不足、无力抵抗外来的各种侵袭，亚健康人群和各种慢性疾病也出现了。

人的寿命过程，就是一个由强到弱，由盛转衰老，直至消失的过程，这个过程必会先出现亚健康人群，后产生各种慢性疾病，而这些慢性疾病是促使衰老的催化剂。

一、人的生理特点

《素问·上古天真论》曰：“女子七岁，肾气盛，齿更长……四七筋骨坚，发长极身体盛壮……五七发齿落……六七三阳脉衰于上，面皆焦，发齿白；七七任脉虚，太冲脉衰少，天癸竭……丈夫八岁肾气实，发长齿更……五八肾气衰，发堕齿槁……六八鬓须白颁……八八齿发去。”

《灵枢·天年》云：“人生十岁，五脏始定……二十岁，气血始盛……三十岁，五脏大定；四十岁，五脏六腑，十二经脉皆大盛以平定，腠理始疏，荣华颓落，发颇颁白，平盛不摇……五十岁，肝气始衰……六十岁，心气始衰……七十岁，脾气虚……八十岁，肺气衰……九十岁，肾气焦……百岁，五脏皆虚，神气皆去，形骸独居而终矣。”

《千金翼方·养老大例》曰：“人年五十以上，阳气日衰，损与日至，心力渐退，忘前失后，兴居怠堕，计授皆不称心，视听不稳。”

以上三段经文，说明人的一生，各年龄段的生长发育过程，是在逐步出现各种生理、病理变化，从 40 岁开始，阴气自半也，即阴阳气血、精液在逐渐耗损、减少，各脏腑的生理功能在减退，出现衰老的开始，如起居无规律，行动懒于怠慢；60 岁时，显得更加明显，气力也差了很多，九窍出现不利，如多泪、视力减退、头晕眼花、鼻不能闻香臭，听力减退，耳鸣耳聋，活动不灵活，说话不流利，饮食减少，口淡无味，纳不想，大小便也不正常，从而神疲乏力，力不从心，心有余而力不足，由此可知，人的脏腑、气血、阴阳、水火、经脉、肌肉、皮毛、筋骨等功能都在发生变化、衰减退化，这些转变、退变过程，再度促使气、血、精亏虚，阳气虚弱、神气虚衰，这也是精、气、神的自然转化过程，阴阳的自然失去平衡的过程，也就是整个机体脏腑功能自然退化和衰老的过程，也是人类生、长、壮、老的一个自然变化的客观规律，人老了，也走了……

二、慢性疾病患者的病理特点

1. 五脏的生理及病理特点

《灵枢·天年》云“四脏经脉空虚”，又说“五脏皆虚，神气皆去，形骸独居而终矣”。

《素问·阴阳应象大论》云“怒伤肝，喜伤心，思伤脾，忧伤肺，恐伤肾”。

解读原文：四脏、五脏都是心、肝，脾、肺、肾“虚”的不同程度及各脏腑的病理转变。如心主神明，又主血脉，心为五脏之大主而主宰一身，当损于心者，则心气不足，心阳不振，所以心病可以直接影响到全身，而血脉的运行，关系到整个人体的生命存在，当进入中年时，则气微而短，神疲乏力，四十而衰矣；当进入老年时，心力倦怠，精液耗损，会出现脏气虚弱，心肌萎缩，血管弹性减低，心肌负荷加重，从而血不养心，心搏动无力，出现心悸、胸闷、气短乏力，不能耐劳，夜寐不安，容易惊醒，眩晕健忘，如患冠心病、心肌炎之类。过“喜伤心”，心主神志，精神意识，过喜会出现心血暗耗，思维活动异常，心力渐退等情志方面的病变。

当损于肝时，因肝主疏泄，主藏血，肝主筋，肝肾同源，损于肝者，则肝气不疏，50岁以后，肝气衰，精血亏乏，少阳之气不能布散到机体内外，阴阳失调，病态丛生，会出现胸胁胀痛，女子月经不调，或头痛头晕，倦怠乏力，腹胀、嗳气、腹痛、腹泻、困倦懒动、筋骨酸软，易患胃炎、肝炎疾病之类，而中年患肝炎疾病较多。肝与胆相表里。肝气始衰则胆汁始灭，目始不明。

过“怒伤肝”：肝为将军之官，体阴用阳，主情志活动，若肝气郁结不舒，出现心情不好、抑郁、易患焦虑、精神病。肝郁日久、化火、化风、肝火偏旺，风火煽动，又会出现头痛、头胀、头晕、胁痛、麻木、肝炎、肝硬化、高血压、脑出血、中风之类病变。

如损于脾胃者，脾胃为后天之本，脾失运化，胃失纳降，则输布水谷精微不足，升清降浊失调，生化乏源，后天乏竭，易患胃炎之类。老年期胃的黏膜变薄，分泌减少、腺体萎缩，进一步使消化和吸收功能减退，产生的营养物质难以供应全身，引起全身性功能衰退。运化功能减退，使之对水谷的运化与调节也下降，又可促使聚湿生痰，从而出现脾（胃）气虚，中气下陷、神疲乏力、面色少华、少气懒言、纳谷减少、水湿停滞、腹胀腹泻、气虚便秘、慢性胃炎、萎缩性胃炎。

过“思伤脾”：过于思虑伤及脾胃，使消化功能减退，脾的运化水谷功能障碍，机体就得不到蛋白质、碳水化合物、维生素、矿物质的充分补充，这时身体出现营养不良、免疫力低下，也进一步加速中老年人机体的衰退、老化的进程。

损于肺者，肺主气司呼吸，损于肺者，则肺气虚，当气机升降出入失常，气体交换受阻，无论是外感，还是内伤，都会首先伤肺，中老年人肺的通气功能、抵御外邪的功能减退，因此，对耐受氧能力较差，老年人病多、病程长，又加重了肺气虚、卫气虚，从而出现气短、自汗、语言低微，所以平时易感冒，且咳嗽或痰多，很难痊愈，老年人多见慢性支气管炎。

过“忧伤肺”：过于忧伤易耗损肺气，肺气一伤，则肺的肃降功能失职，肺失濡养，也造成肺气虚。肺气虚，咳嗽吐痰乃作。损及肾者，则肾气亏乏，元阳不足，命门火衰，肾主藏精、肾主纳气，肾主骨，生髓，肾为先天之本，藏真阴元阳，主宰生长发育、水液代谢、呼吸功能，人的寿命长短、衰老进程的快慢。因此，肾精是生命的根本，肾精化为肾气，中年人肾精肾气不足而出现未老先衰。年六十，肾精亏虚，气火衰，肾精衰减，则常多出现头晕、耳鸣、腰膝酸软、功能性减退、精不化气，动则气喘。肾与膀胱互为表里，肾虚则膀胱气化不利，所以容易患支气管哮喘、肾病、小便多或尿失禁、前列腺增生之类。

过“恐伤肾”：恐则气乱、气下，气乱则影响肾的生理功能衰减，衰减则易促使机体老化衰退，互为影响，恶性循环，终致“形骸独居而终矣”。

2. 气的生理与病理特点

《素问》云：“百病皆生于气。”

《灵枢》云：“真气者，所受于天，与谷气并而充身者也。”

解读原文：气的来源有，一是受先天父母之元气；二是来源于后天水谷之气，此二气必须得脾胃之输布，然后再充泽五脏，就成为各脏之气，二气结合，才能成为人体生命活动的动力，推动全身脏腑器官的功能活动。当气一旦出现问题，就会影响各脏腑生理功能的失调，而气来源于脾和肾，出入升降于肺，升发疏泄于肝，统脉贯脉而周行于心，所以各脏腑的功能活动必须依赖于气。当中老年体弱，久病失养，耗损了气，则出现少气懒言、语言低微、自汗、心悸怔忡、头晕耳鸣、神疲乏力、食少……五十而衰，所以气是人体生命活动之源，“气者，生之本也。”“生命之本始，神明之府也。”“气”之重要，是决定“生”与“死”的根本所在。

3. 血的生理与病理特点

古语云“心主血脉”“血随气行，气为血帅”“久病多瘀”。

解读原文：血来源于水谷精微，经脾胃输布，化生为血，灌注于脉中，血行脉中，周流不息；血属阴，赖阳气运行，气行则血行，气脱则血脱，所以当水谷来源不足，不能化生营血，亚健康中年人小病又不得愈，终至老年脏腑百脉失养，从而出现面色苍白，唇舌爪甲色淡无华，头目眩晕，心悸怔忡，气微而短，神疲乏力……四十而衰。

再者久病，年老体弱，气虚血少，无力推动血液周流全身，血液黏度增高，血管壁硬化，血液滞留脉中，即成为“瘀”或脉中之血液受痰火或湿热所阻，或寒滞脉中，均能成“瘀”；还有老年人精血一日亏虚，运动量减少，血液流动缓慢，久则亦能成“瘀”。

4. 阴阳的生理及病理特点

《素问·生气通天论》云：“阳强不能密，阴气乃绝。阴平阳秘，精神乃治；阴阳离决，精气乃绝。”

解读原文：人是一个统一的整体，人的五脏六腑、气血由阴阳来统协，使之平衡，才能有健康的保证；若阴阳不相互协调，不相互依存，失去平衡，也会造成精气耗损，出现病理状态，患病不断，久而久之，机体功能衰退、衰老而独终矣。

三、疾病是怎样产生的

现在社会上一些年青人或中年人，由于学习压力、工作压力、竞争压力、环境改变了、生活习惯改变了、生活方式改变了、常熬夜、看手机……所以出现一些心理上的障碍。如某个地方凉或热，或腹中有气上冲、心慌、急躁、焦虑、失眠、手足酸软、四肢无力、容易感冒、脖子僵硬、腰酸背痛、记忆下降、性欲下隆、免疫力下降等体质虚弱的表现，如果用现代医学仪器也不一定检测到明确的数据能证明是某种疾病，这种似病非病，似健康非健康，可用一种新俗语概括称为亚健康，这种亚健康状态随年龄的增长变化而变化，时间久了，也就跨入了慢性疾病发展的门槛，加之人体内的各个脏器、组织细胞、气、血、精等将逐渐发生形态、功能和代谢一系列的病理变化，首先是五脏的功能变化。如心力衰竭，心肌萎缩，血管弹性降低，心肌负荷加重；肝功能减退，肝气始衰，不能布散少阳之气，机体内外、上下、左右毒素排不出去，影响代谢，失去阴阳平衡，病态丛生；胆汁始灭，目始不明；脾胃功能减退，不易消化水谷，不能为脏腑补充足够的蛋白质、维生素、碳水化合物，也不能化生为血液；肺功能减退，呼吸功能减弱，也不能很好地进行气体交换。体内废气不能排出，新鲜的大自然空气不能吸入，呼吸也会发生困难，从中年到老年，肾功能逐渐减低、减弱，其肾精耗损更多，肾精一旦衰弱，又不能化生肾气，肾气不足则精血更亏，脑功能也下降，智力低下、记忆力减退、脑萎缩、脑痴呆亦可发生，这些生理功能退变，在中年人群里常见，而老年人群中，是普遍存在的，只是迟早程度不同而已。长期下去，势必产生恶性循环，正气衰减，抗病能力低下，阴阳失去平衡，自我调节能力不足，保护性缺少，终致气、血、精之不足的生理衰退过程，所以气、血、精是人类生存的物质基础，是生命之本，而神是人体生命活动的总称，是健康的保护和长寿之“神”，因此，精亏、气虚、神耗是慢性疾病的发生和衰老的先兆。正如《内经》指出的“五脏皆虚，神气皆去，形骸独居而终矣”的生理、病理变化，所以这个变化是造成慢性病人群疾容易生病的内在因素、根本因素。

当气血不足时，血液处于变凝状态，也就是说血管内的血液黏度高，血液不易流动，老年人又多病、久病、活动量减少、微循环受到阻碍，又会产生“久病必瘀”“不通则痛”的病理现象，因此，“瘀”也是容易产生慢性疾病的重要因素。

还有环境污染、卫生脏乱、生活习惯欠佳、熬夜、嗜烟、酒肉无度、浓茶、房事不节等造成易生病和衰老的外在因素。

总之，气、血、精、五脏皆虚都可造成慢性疾病人群容易生病，是内在因素。气、血、精是物质基础，“瘀”是一个重要因素，而“气——元气虚弱则动力不足”又是一个很重要的决定因素。俗话说没“气”了，人也走了，因此可以得出一个结论，益气温阳，活血化瘀是延缓衰老和治疗慢性疾病的一个非常重要方法，所以《内经》指出“有气则生，无气则死”。

四、慢性疾病人群常见的症状和发病的特点以及常见的病种

1. 常见的症状：发热、头痛、头晕、咳嗽、呼吸困难、心悸、胸闷、胸痛、贫血、水肿、紫绀、便秘、尿多、失眠、昏迷、痴呆等。

2. 慢性疾病人群的发病特点：一般是亚健康者缓慢发展，或由急性转变过来，青年人、中年人症状变化比较典型，但轻重不一；老年人患病的症状多表现不典型且表述不清楚。这样会给医生采集病史带来困难，导致信息不全面，特别是患有多种慢性病者，病情重，病情复杂，病程长，并发症多，变化快。很多情况下治疗效果不理想，有的可能终生无法痊愈，更易产生医患之间的误解。

3. 常见的病种：体虚感冒、顽固性感冒、老年人慢性支气管炎、支气管哮喘、肺源性心脏病、心律失常、冠心病、心绞痛、心肌梗死、高血压、脑梗死、脑萎缩、痴呆、头痛、头晕、耳鸣、耳聋、失眠、颈椎病、腰椎病、风湿病、关节炎、胃炎、萎缩性胃炎、胃和十二指肠溃疡、前列腺炎、前列腺增生、糖尿病、动脉硬化、高脂血症、手脚麻木、皮肤骚痒等不适疲劳综合征。

中篇

系统常见疾病

第一章 呼吸系统疾病

第一节 体虚感冒

感冒是一种很常见的外感疾病，常有恶寒、发热、自汗、肢体酸痛、鼻塞、流涕、咳嗽、咽痒等症状。

同时伴有精神萎靡、神疲乏力、舌淡、苔薄、脉虚弱等特征。多因体虚，卫外不固，风寒之邪乘虚而入，致肺气失宣，发为本病。一年四季均可发生，但以冬春季节发病较多，尤以中老年人发生较多。

一、中医特色诊断

【望诊】慢性病容，精神欠佳，萎靡不振，目光少神，流涕，舌淡、稍胖、苔薄白。

【闻诊】咳嗽声不断，稍有呻吟声，鼻塞声重浊。

【问诊】有经常反复感冒病史，稍恶寒，轻微发热或不发热，肢体酸痛，咽喉痒，口不干，出汗或不出汗，二便尚可。

【切诊】脉浮缓或虚弱。

【特殊检查】胸部正侧位片，血常规可帮助诊断。

【辨证】年老体虚，卫外不固，风寒或风热之邪乘虚而入，致肺气失宣，肺气虚之感冒。

二、中医特色治疗

【治疗原则】益气扶正解表。

【绿色中药】黄芪 20~30 g，白术 10 g，防风 6~8 g。

【加减用法】发热较重者，加黄芩 10 g，金银花 10 g，板蓝根 10 g，甘草 5 g，清热解表；咳嗽者，加百部、前胡、杏仁、桔梗等止咳平喘药，宣肺止咳；300 mL 左右开水冲服，每次 1 袋，每日 2 次，饭后温服。

【主方来源】《丹溪心法》之玉屏风散。

【绿色药膳】

1. 葱白粥

1）原料：连须葱白 5~10 根（每根寸许，切细），粳米 50 g。

2）做法：先用粳米煮粥，粥熟后加入葱白再煮片刻，趁热顿服，温覆取汗。尤其适用于老年人体虚风寒感冒。

2. 神仙粥

1）原料：糯米 50 g，生姜 10 g，连须葱白 7~8 根，食醋 10 mL。

2）做法：先用水煮糯米至烂，加入捣烂的生姜、次加葱白，再加入食醋和匀，趁热食粥。盖被取汗，以微微出汗为佳。每日服 2 次。解表散寒，扶正祛邪。

3）加减运用：偏风热者可饮用银花茶、葱豉豆腐汤及凉拌萝卜丝；暑湿感冒者宜食用三鲜茶（鲜藿香 15 g、鲜佩兰 15 g、鲜薄荷 20 g，切碎，沸水冲泡代茶饮）。多饮水或菜汤、果汁、豆浆、牛奶等饮料，以补充津液。经常感冒的人，平素选用一些补气的药膳，有较好的预防作用。

【绿色自然疗法】

1. 特色针灸疗法：迎香（双）、风池（双）、风府、大椎、太冲（双）、合谷（双）每日 1 次，以平补平泻手法，加揉按为主；艾灸大椎或三伏天督脉艾灸，以提高免疫力。

2. 推拿按摩：先点按合谷、大椎、风池穴各半分钟，再提拿肩井穴数次，然后用两个拇指在面部推印堂、眉弓，揉按太阳穴数次。伴头痛，点按百会、风池；伴咽喉痛，点按哑门、扶突、天突、鱼际；伴鼻塞，点风池、鼻通、迎香；伴流涕，按印堂、迎香；发热者加搓足心。按摩后以微出汗，自觉舒适为宜，覆盖衣被保温，避免风寒刺激。

3. 药敷疗法：劳感调荣养胃膏，党参、黄芪、生地黄、当归、川芎、柴胡、陈皮、羌活、白术、防风各等份，细辛、甘草减十分之二，加生姜、葱白、大枣。芝麻油熬，黄丹收。贴胸口。益气补血，疏散风寒。

4. 泡脚疗法：以生姜 100 g 榨汁，再用醋 50 g 一起加入泡脚水中。适用于年老体弱感冒或感冒。

5. 贴脐疗法：葱姜豆豉饼，带须葱白、生姜、豆豉各 6 g，3 药共捣烂，加食盐少许，作饼，烘热贴于脐上。麻黄、香薷各 15 g，板蓝根、蒲公英各 10 g，桔梗 12 g。上药共研细末，将药粉倒入肚脐中心，用胶布贴敷固定。

6. 脚部按摩疗法：按摩上呼吸道各器官的反射区，体质虚弱、免疫力差的人，按摩各淋巴腺反射区以增强免疫力。

7. 药浴疗法：浮萍、鲜生姜、葱白各 15～30 g，白酒少许。上药同捣烂，加水煎取药液半盆，入白酒少许。待药温适宜，嘱患者洗浴，洗遍周身，尤其是胸腹部要多洗几遍，每次洗 5～10 分钟，应避风。洗后立即用柔软毛巾将水擦干，覆盖被子，待出微汗即可。每日 1 次。适用于伤风，男女老幼皆宜。

8. 刮痧：选大椎、大杼、膏肓、神堂、风门、风池、合谷、列缺；发热加脊椎、肩胛一带；头痛加太阳；鼻塞不通加迎香；咽痛加少商。

9. 拔罐：风寒选用大椎、风门、肺俞、中府。穴位常规消毒后，用闪火拔罐 4～6 个，留罐时间为 15～25 分钟；风热者选穴大椎、肺俞、曲池、合谷、俞府。穴位消毒后，大椎刺络拔罐，肺俞等四穴位以小号罐闪火留 20 分钟。

10. 用双手搓脸，由下而上，包括额部、耳、鼻、颈项各 36 次，或从夏天开始用冷水洗脸，冬天也用冷水洗脸，逐步提高自身免疫力，以防止感冒、鼻炎反复发作。平时用热水泡脚、日光浴、跑步，坚持综合运动，并多喝开水；生活规律，注意保暖，重点注意项背部、胸部及足部的保暖；流行季节避免去公共场所，可用食醋作家庭消毒。

11. 绿色食物：患病期间多饮水，进食易消化的食物。多吃西红柿、青椒、豆角、菠菜、韭菜、苦瓜、土豆、大枣、酸枣、猕猴桃、草莓、橘子、菠萝、芒果、甜瓜、西瓜、柠檬，白萝卜、葱、生姜、大蒜、菊花、杏仁、淡豆豉、米粥，这些食物含大量维生素 C，对治疗感冒非常有效。清淡为宜，油腻、脂类过多的食品为忌。

12. 绿色中药：玉屏风散，每日 2 次，每次 1 包，用 3 个月。以西洋参 3 g，炙黄芪 2 g，枸杞子 15 g，冬虫夏草 3～5 g，煲汤，每周 2～3 次，或者服用灵芝孢子粉胶囊，可提高免疫力。

三、病案举例

陈××，67 岁，患者 3 个月前行腹股沟斜疝手术，住院 7 日，期间复感寒邪，出现恶寒、低热、汗自出、全身关节酸痛、鼻塞、咽干、咽痒、咳嗽吐黄色稀痰、精神不振、神疲乏力、舌质淡红、苔薄白、脉浮缓无力、体温37.8 ℃、咽部稍红、肺部听诊（—），西医诊断为上呼吸道感染。中医辨为脾肺气虚，卫外不固之体虚感冒，采用益气扶正之黄芪 20 g，白术 10 g；清热解表之黄芩 10 g，金银花 10 g，连翘 10 g，防风 8 g，独活 6 g，甘草 5 g，羌活 6 g；宣肺止咳之僵蚕 8 g，前胡 10 g，杏仁 10 g。3 日后恶寒、微热、身痛全除，再以黄芪、白术、防风、板蓝根、甘草配合按摩风府、大椎等穴位，自然调养善其后。并嘱患者坚持调养，忌生冷食物，3 个月后暂未复发。

四、编者按

《内经》曰："人之气衰，始于五十。"该患者已 67 岁，已属老年期，而腹股沟斜疝多因气虚，升举脏腑器官乏力，使腹内大网膜或小肠部分进入腹股沟环外，形成腹股沟斜疝，后加外力创伤，又耗损气血，内外一虚，风邪乘虚而入，机体无力驱邪外出，出现恶寒、发热、邪正相争；卫外不固，则汗自出，精神萎靡，神疲乏力等一系列表虚之症，通常以参苏饮加减来治疗，而后来《丹溪心法》及前人经验以黄芪为君，白术健脾益气，以资气血生化之源，与黄芪益气升阳实卫，益气固表，再佐防风走表而祛邪气，这里的防风配黄芪，既能固表又不留邪，祛邪又不伤正；金银花、连翘、黄芩、板蓝根能疏散风热邪毒，据现代医学研究，金银花、连翘具有广谱抗菌作用，对流感病毒有抑制作用，有明显的抗感染及解热作用；黄芩有抗多种球菌的作用；板蓝根有解热镇痛和增强免疫功能；僵蚕化痰祛风邪、利咽；杏仁、前胡、百部止咳，甘草调和诸药，可起益气、解毒、止咳之效。本例有两个特点：一是综合治疗，运用绿色自然方法，发挥中医按摩特色，以补法按摩风府、风池治疗感冒，同时也可预防感冒；二是按常规治疗感冒，表证当汗解，然慢性疾病人群正气渐虚，老年人正气已虚，非以汗法解表，即是以参苏饮解表，但参苏饮是寒邪为主，该病例属风热之症，同时患有风寒、寒热夹杂，银翘散亦不宜，故选用玉屏风散为主，扶正解表，佐以金银花、连翘、黄芩、板蓝根清热解毒，疏风祛邪，入紫苏叶疏风散寒，桔梗止咳化痰，病皆痊愈。

药膳疗法：西洋参 5～8 g，黄芪 20～30 g，枸杞子 10～15 g，当归 10～15 g与猪精肉或鸡肉适量炖汤，每周 2～3 次，可大补元气，益气养阴，对提高免疫力、防治体虚感冒起到很好的作用。或单味黄芪 20～30 g，熬水当茶饮，补脾肺之气，以增强免疫力，或督脉艾灸，增强体质，预防感冒，更胜一筹。

第二节　难治性感冒

难治性感冒是指恶寒、发热、关节疼痛、鼻塞流涕、咳嗽、头痛等症状，与一般感冒症状相似，不同之处主要是中老年人体虚、正不胜邪，长期反复出现感冒症状，与古人说的“久病必虚”“久病多瘀”有密切关系，所以一般都会出现舌质淡或淡暗，舌下有瘀点或瘀斑，痛有定处，晚上明显，脉细或细涩，属气虚血瘀的病变。

一、中医特色诊断

【望诊】慢性病容，精神萎靡，面色少华，舌质淡暗、舌体胖大。

【闻诊】语声低，多伴有阵阵咳嗽声，稍有汗臭味。

【问诊】恶寒、发热、头痛、身痛、咳嗽、易出汗。有感冒反复发作病史，愈后即发，迁延难愈，甚至一年感冒数十次。常用退热止痛药，病情暂时好转，难以痊愈。

【切诊】脉细弱或细涩。

【特殊检查】胸片、血常规可帮助诊断。

【辨证】由于多次感冒，多次用解热镇痛药，造成正气更虚，无力祛邪外出，邪滞留于体内，致使机体微循环障碍，出现瘀滞，中年人出现气虚、护卫能力差，老年人本身自主能力减退，无力抗争病邪，久而久之，出现气虚血瘀之感冒。

二、中医特色治疗

【治疗原则】益气固表，化瘀祛邪。

【绿色中药】黄芪 20～30 g，白术 10 g，防风 10 g，当归 10 g，川芎10 g，赤芍 10 g，桃仁 8 g，红花 8 g，紫苏叶 10 g，淡豆豉 10 g。

【加减用法】咳嗽者，加百部 10 g，前胡 10 g，杏仁 10 g，痰黄加鱼腥草 30 g。取 3 根葱白，6 片生姜洗净后煎水 300 mL 左右，葱姜开水冲泡上方颗粒，每次 1 袋，分早晚 2 次温服。

【主方来源】摘自《丹溪心法》之玉屏风散及《医林改错》之补阳还五汤去地龙。

【绿色药膳】

1. 当归羊肉汤

1）原料：羊肉 200 g，当归 20 g，生姜 50 g，葱白 10 g，植物油 20 g，精盐、味精、水各适量。

2）做法：将羊肉洗净、切片；生姜洗净、切片待用。炒锅上火，下油。油热后加入羊肉，翻炒几下，加水、生姜、葱白、当归后旺火烧开，改用文火炖半小时，加入精盐、味精各适量即可。早、晚各 1 次，热服。

3）功效：益气补虚，补血活血，祛寒。

2. 白菜绿豆饮

1）原料：白菜头 1 个，绿豆芽 15 g，清水适量。

2）做法：将白菜头洗净、切片，把绿豆淘洗干净，一起放入沙锅中，煎煮约半小时。代茶饮，每日数次。

3）功效：益气补虚，补血活血，祛寒。

4）加减运用：脾胃气虚而外感风寒者，宜服用生姜粥；风寒发热者可选用发汗豉粥，风热痰多者服用桑菊浙贝母茶。葱蒜汤可在寒冷季节服之预防感冒。宜营养丰富、易消化的饮食。

【绿色自然疗法】

1. 特色针灸疗法，常规风府穴，此穴位位于颈后发际正中线上 1 寸，枕外隆起直下，两侧斜方肌之间凹陷处，每日 2 次，每次 30～40 下，手法以按揉为主，力量适宜。或自行按摩大椎穴 100 下，每日 2 次，或三伏天的艾灸督脉，皆能提高免疫力，以达到预防感冒的效果。

2. 手部按摩疗法：掐点鱼际、合谷、头点、肺心穴；按揉肺区、鼻咽区、胸区；摩擦手掌心、第三掌骨背侧；点按退热点；点压太渊、商阳。每个穴位、穴区、反应点各操作 30～50 次。

3. 耳穴按压疗法：主穴选肺、肾上腺、神门、内鼻。配穴：发热加耳尖、屏尖放血；全身酸痛乏力加肾、皮质下；咽痛声嘶加咽喉；咳嗽加气管；腹泻加脾；胃纳不佳加胰胆、胃。主穴全取，根据症状选 1～3 个配穴。手法用平补平泻，每次一侧耳穴，隔日或每日换压另一侧耳穴，7 日为 1 个疗程。

4. 敷脐疗法：白芥子适量，上药为细末，储瓶备用。取上药末适量，温水或鸡蛋清调至糊状，贴敷于神阙穴，敷料固定，以热水袋热熨，取微汗即愈。外可散表寒，内可散里寒，表里两感寒邪宜用此方。

5. 温肾健脾脐贴膏：吴茱萸、红参、海马、鹿茸、炙甘草，各药用量比例为 1∶5∶5∶3∶1，全研为粉剂，配以香油、凡士林等软膏基质调制而成。先用热毛巾将肚脐擦拭干净，再局部敷贴本药，胶布覆盖。若用热水袋局部热敷，可增强疗效。3 日换药 1 次，1 个月为 1 个疗程。温肾健脾，扶正祛邪。

6. 速效感冒胶囊 4 粒，麝香止痛膏半张，鲜生姜适量。将速效感冒胶囊研末入生姜汁调匀，分作两份，备用。每次取 1 份涂擦两足涌泉穴数分钟后，再盖麝香止痛膏，并按摩 1～2 分钟。风寒、风热感冒均适用此方。

7. 注意休息，避风保暖，生活规律，多吃温性食品，如羊肉 200 g，当归 10 g，生姜 1 块，白萝卜 1 个，胡椒少许，料酒 1 小勺，炖汤，有补气养血，温中暖肾的作用，适合病后恢复。进入冬季，可常用黄芪 30～90 g，熟地黄 20 g，当归 10 g，大枣 10 枚炖汤、泡茶均可，有大补气血，增强抗病能力。或单味黄芪 20～30 g 熬水后，用黄芪水煮粥，或口服灵芝孢子胶囊，以提高免疫力。

8. 根据自己的体力情况，选择户外活动，即绿色自然有氧运动，如大步走，半小时走完 2～3 km，以下午 4 时后为最佳活动时间；每日坚持八段锦或太极拳活动筋骨促进血液循环。或双手互相击掌 100 余次，每日 2 次，振兴阳气，有助于康复。

三、病案举例

李××，男 53 岁，主诉：反复感冒 1 年有余，自服感冒药、三九感冒灵、银翘解毒丸等，中药洗鼻子，时好时坏，缠绵不断，近日恶寒、鼻塞流鼻涕、咳嗽吐清稀痰、全身无力，诊其脉细涩、舌质淡暗、苔薄白。西医诊为伤风感冒、变应性鼻炎。中医辨证为中年人难治性感冒，属气虚兼血瘀型，采用益气解表，化瘀祛邪之黄芪 20 g，当归 10 g，赤芍 10 g，川芎 10 g，桃仁 8 g,红花 8 g，白术 10 g，防风 10 g，紫苏叶 10 g，淡豆豉 10 g，百部 10 g，白前 10 g，葱引，连服 5 剂，后服灵芝孢子胶囊并采用绿色自然调养 3 个月，后追访患者诉精神饱满、不怕冷、阳气振作，再没有患过感冒，坚持“动静结合”以巩固疗效。

四、编者按

该患者年高体弱，脏腑功能渐渐衰退，胃肠道消化力减弱、饮食不多，脾胃功能失调，后天失养，脾肺气虚，卫外之力不足，最易感受外邪，故易反复感冒，平时用苦寒之药伐之过甚，伤及脾（胃）阳，导致机体体质继续下降，免疫力低下，则病难以恢复，正气不足，更遭邪气乘虚而入，所以缠绵难愈。正如《内经》曰“久病多虚”“久病多瘀”，故仿《医林改错》之补阳还五汤，当归、赤芍、川芎、桃仁、红花化瘀，黄芪、防风、白术益气护卫解表，佐紫苏叶、淡豆豉、葱祛风散寒来协助解表，而不用桂枝、麻黄之类发汗解表，可选用发汗较薄的紫苏叶、淡豆豉、葱来发汗，此用法不伤正气，而且可使邪去正安，体弱者最宜。

感冒患者辨证有“瘀”，实属少见，但感冒必有咳嗽的症状，所以加用百部润肺止咳，而百部无论寒热、新旧久咳、顽咳都可以用，用后效果良好，这是因百部有抗病毒、抗感染的特殊作用；有时也用徐长卿 30 g，对久咳嗽、顽固性咳嗽、夜间咳嗽者，都有明显的止咳作用。只要抓住气虚血瘀，卫阳不同，腠理失密，邪滞留不去的变化，即可大胆用之。凡是阳气虚弱的老人，用督脉艾灸温养阳气，阳气充足，祛邪外出。绿色药物与绿色自然调养结合，对阳气虚弱的老年人，可起到事半功倍的效果。按民间流传的经验，按摩颈窝（天突穴）或贴风湿止痛膏，对止咳非常灵验，一般半小时后，咽部清爽，咳嗽、咽干、咽痛立即缓解。

第三节　慢性支气管炎

中老年慢性支气管炎是指由感染或非感染因素引起气管、支气管黏膜及周围组织的慢性炎症，咳嗽、咳喘每年持续 3 个月，连续 2 年或以上，即可诊断为慢性支气管炎。其发病率在中老年人慢性呼吸系统疾病中占首位，临床上以反复咳嗽、咯痰或伴喘息性呼吸为表现的慢性过程，属于中医的“咳嗽”“喘症”“痰饮”的范围。亚健康人群出现不适状态后没有进行治疗或治疗不及时、不彻底导致演变成慢性；或内伤饮食，聚湿生痰阻于肺络；特别是老年人，肺功能下降致肺气失宣，清肃失常，久则肺病及脾、及肾、及心的慢性发展过程，而出现疲乏、食少、头痛、嗜睡、语言低微、舌淡苔腻、脉弱的特点，一年四季皆可发生，往往以肺脾气虚为多见，X线可以帮助诊断，多提示肺纹理增多、增粗或紊乱。

一、中医特色诊断

【望诊】体型消瘦，慢性病容，面色皖白、少华，精神欠差，痰多清稀，舌胖，舌质淡边有齿印，苔白或滑腻。

【闻诊】语言低微，痰无特殊气味，或可闻及汗臭。

【问诊】有慢性咳嗽病史，咳嗽，痰较多呈白色稀痰，或涎沫，或泡沫样稀痰、胸闷、少气无力，活动过多会有气促、少言语、食少，或时有头痛、神疲嗜睡、尿清长。

【切诊】脉细弱。

【特殊检查】胸部正位片示：肺纹理增多，增粗或紊乱。

【辨证】由于年老体弱，肺功能减退，出现肺气虚，日久肺病传脾，脾功能下降，致肺脾皆虚，实属肺脾气虚型之咳嗽。

二、中医特色治疗

【治疗原则】益气健脾，止咳化痰。

【绿色中药】黄芪 15～20 g，党参 15～20 g，焦白术 10 g，茯苓 10 g，制半夏 10 g，橘红 10 g，炙甘草 5 g，炙百部 10～15 g，炙款冬花 10～15 g，紫苏子 6～10 g，葶苈子 6～10 g，炒莱菔子 6～15 g。

【加减用法】寒加细辛、紫苏叶、淡豆豉，去紫苏子以先解表；喘咳者，加佛耳草或地龙平喘；痰多者，重用葶苈子 30 g 以泄肺止咳化痰；肾阳虚者，加补骨脂、五味子以温补肾阳，敛肺纳气；久咳或咳喘明显者，加徐长卿以止咳平喘。300 mL 左右开水冲服，每次 1 袋，每日 2 次，饭后温服。

【主方来源】摘自《医学正传》之“六君子汤”和《韩氏医通》之“三子养亲汤”。

【绿色药膳】宜食用富含营养和多种维生素的食物，忌油腻及生冷，坚持低盐饮食，禁吸烟。

1. 八仙白云糕

1）原料：薏苡仁、山药、莲子、茯苓、芡实各 120 g，陈皮 60 g，白术 60 g，砂仁 30 g，白米粉 200 g，糯米粉 150 g。

2）做法：将上药共研细末，与两米粉拌和，再加白糖 100 g，拌匀后上笼蒸熟，用模具压成糕即成。代早点食用或作加餐之点心吃，连吃半年以上。

3）功效：健脾强肺，化痰除湿，提高免疫功能。

2. 富贵饼

1）原料：白术 500 g，菖蒲 500 g，山药 2000 g，麦面粉、白糖适量。

2）做法：白术、菖蒲用米泔水浸，刮去黑皮，切成片，同煮，去苦水，晒干，与山药共研细末，和麦面粉、白糖适量，做成饼蒸熟后烘干即成。早餐食用或作加餐当点心吃，每次吃 50～100 g，连吃半年以上。

3）功效：健脾益肺，除湿祛痰。

4）加减运用：肺肾气虚者宜食人参蛤蚧粥和四仁鸡子粥，补脾肾、止咳嗽；咳嗽痰多者长期服用百花膏以止咳、化痰、润肺；肺燥咳嗽宜饮用糖果汤；肺气虚易感冒者选用黄芪乌骨鸡；喘咳日久、舌质紫暗，有瘀血兼阴虚者，佐餐食用木耳冰糖汤。

【绿色自然疗法】

1. 特色针灸疗法：选肺俞（双）、天突、膏肓、大椎穴。中药可选用延胡索 20 g，白芥子 20 g，甘遂 10 g，细辛 10 g，研末，加麝香 0.6 g 和匀，于三伏天，分 3 次用姜汁调敷上述穴位，胶布固定，约 2 小时撤去，每 10 日 1 次，以减少发作，或督脉艾灸以提高自身免疫力。

2. 药氧雾化吸入疗法：对改善呼吸功能很有好处，每日 1 次，每次半小时，10 次为 1 个疗程，一般县级医院理疗科会采用这种方法。

3. 耳针压豆：取肺俞、气海、神门、大肠俞、脾俞、肾俞，用王不留行或菜籽压贴一侧耳穴，不时用手按压所贴穴位以加强刺激，3 日后除去，再贴另一侧耳穴，两耳交替应用。

4. 灸法：取穴肺俞、风门、天突、足三里为一组；大椎、膏肓、膻中、气海为一组。按、艾、卷、温和灸常规操作，两组穴位交替使用，每日 1 次，每次 20 分钟，10 次为 1 个疗程，疗程间隔 5 日。

5. 咳喘膏天灸：白芥子、甘遂、延胡索、细辛、沉香、干姜、洋金花各 10 g，异丙嗪 25 mg，樟脑适量。上药共研细末，用生姜汁调成“咳喘膏”。

先在穴位上拔火罐，然后取药膏敷贴在穴位上，贴药后用胶布固定。贴后皮肤有灼热、辣痛、发赤时即去掉药膏，以免起大水疱。每 5 日贴 1 次，3 次为 1 个疗程。治疗虚寒咳嗽。

6. 局部按摩：于胸部搓肋间，揉膻中；于腰背部搓腰、推揉肺俞；痰多可加足三里、丰隆。

7. 平喘止咳膏：元胡、细辛、丁香、甘遂、肉桂、白芥子各等份。上药研细末，用生姜汁调成膏，贴敷膻中、天突、神阙、大椎、丰隆、涌泉、足三里、肺俞等。并可结合推拿疗法。健脾补肾益肺，化痰止咳平喘。

8. 拔罐：选脾俞、肾俞、膻中为 1 组；中府、气海、足三里为 2 组，此 2 组穴位隔日交替进行拔罐治疗。可用补法，留罐 5 分钟，每日 1 次，15 次为 1 个疗程。休息 1 周后再进行下一个疗程。

9. 理中散敷脐：白术 6 g，党参 3 g，干姜 3 g，炙甘草 3 g。上方共研末，填敷于脐中，外以胶布固定。适用于慢性支气管炎，证属肺脾气虚者。

10. 泡脚治疗：生黄芪 30 g，防风 15 g，白术 10 g，苍术 10 g，煎水取汁。将药汁倒入泡脚水中，深秋及早春每日泡脚 2 次，每次 30 分钟左右。配合穴位按摩：每日早、晚睡觉前后，按摩腹部 200 下（顺、逆各 100 下），速度不要快。

11. 生活调养：防寒冷、泡脚、气功、加强户外活动，以提高自身免疫力。宜多食青菜、萝卜、西红柿、豆制品、百合、杏仁、银耳、灵芝、核桃、冰糖、橘红之类，忌食生冷、辛辣、油腻、腌菜、海产品、咸菜，戒烟、戒房事等。

三、病案举例

宁××，63 岁，咳嗽吐痰，时有气喘，反复 15 年，近来天气阴冷，咳嗽加重，吐泡沫样痰涎，色白量多，伴有恶寒、气促、全身乏力、纳谷不香、面色㿠白、精神不振、大便稀溏、舌淡、体胖、苔薄白而腻、脉细弱，多次检查诊为老年慢性支气管炎，由于此次寒邪外束，肺气失宣，旧病复发加重，肺、脾、肾功能下降，三脏俱虚，实属感冒、咳嗽、痰饮、喘咳之证，采用急则治标，以温肺化饮之小青龙汤加紫苏叶、淡豆豉等缓解后，再以党参、白术、茯苓、法半夏、陈皮、紫苏子、葶苈子、炒莱菔子、炙百部、炙款冬花、甘草、炙麻黄、山药、灵芝等品加减出入，10 日后症状基本控制，嘱坚持继续绿色自然调养善其后，以避免复发。

四、编者按

中老年人慢性支气管炎，起病缓慢，病程时间长，常以咳嗽、咯痰或气喘为主要临床表现，而咳嗽又是主要症状，轻者仅在气候突然变冷时出现，气温变暖时就可缓解或消失，重者一年四季均有咳嗽、咯痰、气促，早晚和冬季明显，咳痰多为白色黏液泡沫样，细菌感染时痰黏稠，咳痰增多。

此患者经过数十年的反复咳嗽，肺功能逐渐减退，导致肺气虚，卫外不固，自卫能力差，则咳嗽反复发生；当肺病及脾，脾为生痰之源，则疲日益增多；当肺病及肾时，出现肾不纳气，咳喘乃作，动则气喘，所以老年人咳嗽，病不在肺，而在脾、肾，但造成肺脾气虚，主要矛盾在脾，而不在肺，当脾气充足时，则能益气生肺，使肺气亦能充足，当脾气充足时，则化湿而痰不生，生痰之源被截断，肺为储痰之器，既然肺不贮痰，则咳嗽自平，所以笔者仿古人经验“培土生金”，以党参、白术、茯苓、黄芪、山药、甘草等甘温益气健脾，再以止咳化痰降气平喘之橘红、半夏、百部、款冬花、紫苏子、葶苈子，有时也以补骨脂、灵芝、五味子补肾纳气；或用金水六君煎温化湿痰，使咳喘平定，或配杏仁、桔梗、川芎以活血宣肺，降气止咳效果也很好。病后可服用冬虫夏草、灵芝胶囊以提高免疫力。

本例特点：老年慢性支气管炎主要表现为虚、咳、痰、喘四个字，以肺、脾气虚的患者为适合；“绿色自然调养”很重要，对慢性病例都适用，都主张“治养结合”，即“三分治、七分养”，本调养法是既治标又治本，特色穴位贴敷，对减轻发作会起到满意的效果；对于咳嗽痰多者，重点按摩大椎，春天时节，坚持搓大椎（属风寒），若属风热者，则搓大鱼际穴，此穴在于掌大鱼际中点，伴扁桃体肿大者，效果明显，可宣肺解表，清热泻火。

第四节　慢性支气管哮喘

慢性支气管哮喘是指在某种变应原，如冷空气、灰尘、烟雾等的刺激下，使支气管平滑肌痉挛，或是由于遗传因素，免疫反应调节异常，治疗不及时、不彻底，到中老年期肺呼吸功能持续下降，自主调节功能失调，导致肺气虚，气体升降失常，气体交换受阻，出现咳喘、呼吸困难甚至端坐呼吸、胸闷不适、面色暗晦、唇甲发绀，神疲乏力、气短气急、心烦不安、喘憋唇绀、舌质胖嫩、苔白、舌下静脉曲张，或有瘀斑点、脉沉细或涩。

一、中医特色诊断

【望诊】慢性病容，体质消瘦，精神差，面色晦暗，呼吸困难，张口抬肩，唇爪甲发绀，舌胖嫩，苔白腻，舌下瘀点。

【闻诊】语言低微，咳声低，呼吸急促声，汗气味。

【问诊】有慢性咳喘病史，咳嗽伴气促，胸闷，心烦不安，呼吸难，神疲乏力，腰酸背痛，小便频数，余沥不净。

【切诊】脉细弱或细涩。

【特殊检查】听诊可闻及喘鸣音。

【辨证】由年老体弱，长期咳嗽，致肺功能减弱，肺气不足，肺泡膨胀，久而久之，瘀滞、萎缩、失去气体交换能力，形成气虚血瘀。

二、中医特色治疗

【治疗原则】益气固表，活血平喘。

【绿色中药】黄芪 50 g，地龙 20 g，当归 10 g，赤芍 10 g、川芎 10 g，桃仁 5g，红花 5 g，僵蚕 10 g。

【加减用法】缓解后加都气丸，300 mL 左右开水冲服，每次 1 袋，每日 2 次，饭后温服。

【主方来源】摘自《医林改错》之补阳还五汤和《医方集解》之都气丸。

【绿色药膳】饮食宜清淡营养，忌肥腻难化；少食多餐，多吃通利二便食物，忌刺激和过敏性食物。

1. 虫草全鸭

1）原料：冬虫夏草 10 g，老雄鸭 1 只，绍酒 15 g，生姜 5 g，葱白 10 g，胡椒粉 3 g，食盐 3 g。

2）做法：将鸭宰杀、去毛及内脏，冲洗干净，用开水略焯片刻，将鸭头顺颈劈开，取 8～10 枚冬虫夏草纳入鸭头内，在用棉线缠紧，余下的冬虫夏草同葱、姜一起装入鸭腹内，放入罐中，再注入清汤，加食盐、胡椒粉、绍酒调好味，用湿棉布封严罐口，上笼蒸约 1.5 小时鸭即熟，出笼揭去棉纸加味精即可食用。

3）功效：补肺益肾，平喘止咳。

2. 山楂胡桃茶

1）原料：核桃仁 150 g，白糖 200 g，山楂 50 g。

2）做法：将山楂加入适量清水中，用中火煎熬 3 次，每次 20 分钟，过滤去渣取汁浓缩至 1000 mL。桃仁加水浸泡半小时，用石磨将其磨成茸浆，加适量水调匀。最后将山楂汁、白糖、核桃仁浆放在一起搅拌均匀，烧至微沸，即可食用。

3）功效：补益肺肾，通血脉、生津液。

4）加减运用：冷哮宜食宣肺散寒、豁痰平喘之品，如杏仁薄荷粥、紫苏杏仁糖；热哮宜食宣肺清热、化痰降逆之品，如凉拌三鲜、蕺菜丝瓜汤；实喘宜服麻杏粥、枇杷粥；虚喘者可长期食用百合果粥、芡实核桃粥、灵芝人参酒以补肺益肾，增加免疫力。

【绿色自然疗法】

1. 针灸疗法：取穴肺俞、风门、外喘息、天突、膻中、中府。脾虚者加脾俞、中脘；肾虚者加肾俞、关元；也可选用相应华佗夹脊穴。

2. 耳针：咳嗽取肺、气管、大肠、内分泌；气喘取肺、平喘、神门、肾；脱敏取肾、脾、肺、三焦、内分泌。

3. 瘢痕灸：取穴大椎、风门、肺俞、天突、膻中；配身柱、膏肓、气海、肾俞。按瘢痕灸操作常规进行施治，多在缓解期进行，一般均在夏季三伏天灸治，每次选 1～2 个穴位，用半个枣核大的艾柱，灸 5～9 壮，隔日 1 次，3 次为 1 个疗程，如用于发作期的治疗，每次可选用 2～3 个穴位，每次灸 6 壮左右。

4. 穴位敷贴：交九散：吴茱萸、附子、巴戟天、肉桂、洋金花、补骨脂，上药共研细末。于冬至数九第 1 日晚间开始贴敷，睡前用温水洗脚，擦干后随即将药粉 3 g 以温热水调成稠糊状，分别贴在双足涌泉穴，至次晨取下，如此连贴 3 个晚上，共贴敷 27 次，数九尽治疗结束。有扶正固本，促肾健脑之功效，主治支气管哮喘。

5. 凤仙花延胡索方：白凤仙花草 1 株，延胡索 15 g，艾叶 30 g，杏仁 30 g，川厚朴 20 g，诃子 20 g，白果仁 25 g，白烛子 25 g，川椒目 25 g。上述九味加水适量，煎煮取液，熏洗肺俞、云门、中府穴。

6. 选择高电位治疗，可以改善血液循环，改善呼吸道功能，增加氧的吸入量和二氧化碳排出量，促进氧还原作用的发挥，缓解支气管痉挛，增加肺活量，改善肺功能，或拍打、胸背部帮助排痰。

7. 饮食方面以清淡饮食为宜，如青菜、胡萝卜、西红柿、大枣、蜂蜜、黑豆及豆制品、百合、核桃、黑芝麻、薏苡仁、土豆之类。并推荐枇杷、杏仁、桔梗各 15 g，红糖适量，冰糖少许。以清补久咳喘肺虚之患者，具体做法：先将枇杷叶洗净，布包与其他药一起入锅加水 8 碗，大火煮沸后，改小火慢煮至锅内水只剩一碗半，取出枇杷叶，放冰糖、红糖溶化后与灵芝胶囊一起食用，对咳喘有止咳化痰，加速排痰外出的作用。

8. 注意保暖，避免刺激性食物及变应原，以减少发病。居室要经常开窗，保持空气流通、干燥。屋内摆设要尽量简化，以减少积尘，宜使用吸尘器和湿布打扫室内，以免尘土飞扬。保持心情舒畅，正确对待自己的疾病及生活中的挫折和不愉快。

9. 多饮水，以稀释痰液使其易于咳出。支气管哮喘急性发作期，患者应会正确使用支气管扩张药等应急药；并熟知药物的正确用量、用法、不良反应。

10. 参加体育锻炼，选择能增加肺活量的运动项目，如慢跑、骑自行车、体操、游泳、划船等。每次锻炼时间不超过 30～40 分钟，最好每日 1 次，至少应坚持每周锻炼 4～5 次。凡出现频繁的咳嗽、多痰或胸闷等哮喘发作信号时，除了进行散步和体操等活动外，一般不宜进行较剧烈的体育锻炼。

三、病案举例

李××，男 69 岁，患哮喘病 20 年，每次发作自服“氨茶碱”缓解，时间长了，氨茶碱无效了，又加用了泼尼松及多种抗生素控制症状多年。昨日外出受冷空气刺激，咳喘加重，呼吸困难，张口抬肩，端坐呼吸，神疲乏力，心烦，语声低微，出冷汗，面色晦暗，唇爪甲发绀，舌淡而胖，舌下静脉怒张，脉细软而涩，双肺可闻及哮鸣声，白细胞增至 $13\times10^{9}/mL$，以吸氧、抗感染对症治疗，中药投大剂黄芪益气，配当归、川芎、赤芍、桃仁、红花活血，改善血液循环，伍地龙、僵蚕以干喘，加黄芩、茯苓、桔梗、法半夏止咳祛痰，15 日后加都气丸及灵芝胶囊，敛肺补肾，绿色自然调养以巩固。

四、编者按

慢性支气管哮喘，多以虚喘明显，常常有神疲乏力、语言低微、易感冒、易出汗、舌淡胖，这些是老年肺气虚的特征。喘症即有气短气急，呼吸困难，缺氧则唇爪甲发绀，动则气喘加重。《素问·至真要大论》曰："诸气膹郁，皆属于肺。"因此主要发病原因在于肺气不利而上逆，气体交换受阻，呼吸困难，气血流动缓慢形成瘀滞、阻塞气道；哮喘与痰关系密切，老年人脾功能渐衰，脾气不足，运化水湿也差，湿聚易生痰，20 多年的病史，"久病多虚""久病多瘀"。所以采用重剂黄芪益气固表，培补正气，以增强自身的抗病能力，配当归、川芎、赤芍、桃仁活血，达到气行血行，改善血液黏度，促进血液循环，用法半夏、茯苓、桔梗，止咳化痰，并帮助拍打胸背部以祛痰湿，改善呼吸道受阻；地龙以止咳平喘，抗过敏，用僵蚕、蝉衣来加强抗过敏，缓解支气管平滑肌痉挛。动则气喘加重，与肾不纳气有密切关系，正如《证治准绳》曰："真之耗损，喘生于肾气之上奔。"所以后期加用都气丸来敛肺补肾以缓解气喘。

除绿色自然疗法外，还推荐患者用西洋参 75 g，蛤蚧 1 对（研末），山药 20 g，糯米 30 g 煮粥，2 日服完，1 周 1 次，有益气健脾、补肾纳气、培补元气、健身强体的作用。或常吃灵芝产品，增强体质，必要时，可给氧以改善呼吸困难。

本例特点：一是抓住慢性病患者的生理、病理特点，证属气虚血瘀病机，突破常规用补肺健脾、补肾纳气的格局，解除过敏原、风邪内入；二是绿色自然疗法，符合"治养"结合（三分治、七分养），提高自主调节能力，提高免疫力，减少或减轻发病或并发症，如肺气肿、肺源性心脏病，达到延长寿命的目的；三是单方风湿止痛膏贴敷双肺俞穴，可有很好的辅助作用，但过敏者不用；四是对年迈的咳嗽痰多者，以核桃仁 3 粒，生姜 3 片卧时嚼服，饮温水两三口送下，坚持 3～5 日，可令痰消咳止，喘平（对脾虚便溏者不宜）。

第五节 肺源性心脏病

肺源性心脏病，简称肺心病，是由呼吸系统疾病反复发作、迁延不愈引起的肺循环阻力增加，肺动脉压增高，肺气胀满，呼吸受阻不能宣降，肺病及心，致右心室肥大，甚至功能衰竭；肺病及脾，使脾运化失司、聚湿生痰、壅阻肺络。该病发展慢、病程漫长、病情反复，常以咳嗽、气喘、咳痰、心悸胸闷、动则气喘加重，少气懒言，面色㿠白，唇发绀，四肢厥冷，下肢水肿，畏寒纳差，腰膝酸软，易出汗，大便溏，唇爪甲暗，舌红，苔白，或瘀点，脉沉细或涩等危重证候，多见于老年人，久病肺虚，肺病传脾，或传肾，及复感外邪的复杂病变，多属脾肾阳虚，气虚血瘀。

一、中医特色诊断

【望诊】慢性病容面色苍白，口唇发绀，气喘，呼吸困难，咳痰稀，下肢轻度浮肿，舌红或紫暗，颈静脉怒张，苔白。

【闻诊】语声低，气喘声。

【问诊】有慢性咳嗽病史，咳嗽吐白色稀痰或黄色稠痰，恶寒肢冷，腹胀，纳少，或头痛心烦，动则气喘明显，甚至出汗，腰膝酸软，小便短少，大便不调。

【切诊】脉沉细无力或细涩。

【特殊检查】心电图：主要表现为右心增大，肺性 P 波。

【辨证】证属脾肾阳虚，夹血瘀。

二、中医特色治疗

【治疗原则】益气健脾，温肾纳气，活血化瘀。

【绿色中药】红参 6～10 g，黑顺片 10 g，黄芪 20～30 g，茯苓10～15 g，白术 10～15 g，紫苏子 6～10 g，白芍 10～15 g，五味子 6 g，法半夏 10 g，熟地黄 15 g，核桃仁 15 g，炙甘草 5 g。

【加减用法】血瘀明显者，加丹参 15～20 g；水肿明显者，葶苈子 10～15 g或茯苓 15～30 g；气阴虚明显者，加麦冬 6～10 g。300 mL 左右开水冲服，每次 1 袋，每日 2 次，饭后温服。（注：本方中含有附子，自行煎煮可能有毒性，使用颗粒冲服安全、有效。）

【主方来源】摘自《伤寒论》之真武汤和《和剂局方》之四君子汤加味。

【绿色药膳】

1. 附片蒸羊肉

1）原料：鲜羊腿肉 1000 g，制附片 10 g，食盐适量。

2）做法：将羊肉切成小块，放在大瓷碗中，加入制附片、姜片、肉清汤、隔水蒸 2 小时。然后再在瓷碗中放入食盐即可食用。佐餐食用，每日 1 次。

3）功效：温补心肾、振奋阳气。

2. 紫河车散

1）原料：紫河车 1 具。

2）做法：将紫河车焙干、研末，每次服 3 g，每日 3 次。

3）功效：健脾温肾，适用于脾肾阳虚型。

3. 补阳酒

1）原料：红参 20 g，鹿茸 6 g，白酒 1000 g。

2）做法：将红参、鹿茸蒸软后，放入白酒中，加盖密封半个月后即可饮用。

3）功效：补肾壮阳，适用于肾阳虚遇寒，病情加重者，若肾阳虚，肾不纳气者则选用核桃仁 120 g，小茴香 20 g，补骨脂 60 g，白酒 1000 g，上述药物打碎泡入白酒中，密封半个月后即可饮用。脾虚或肾虚水肿者佐餐食用青鸭羹。

【绿色自然疗法】

1. 特色针灸疗法：关元、气海、内关（双）、足三里（双）、太溪（双）、心俞（双）、肺俞（双）、丰隆（双）、阿是穴以平补平泻为主，并拍打胸背部，促使痰涎排出，改善呼吸困难。

2. 贴脐疗法：八味膏选用八味丸料，熬膏，贴脐下，以温补脾肾。加味八味膏：金匮肾气丸 1 粒，人参 15 g，蛤蚧 1 对。以水煎浓缩炼膏备用。取膏 5～10 g 敷于脐中，外敷纱布，胶布固定。每日换 1 次。温补脾肾、纳气止咳。

3. 穴位敷贴方：附片、肉桂、干姜各 20 g，山奈 10 g。共研细末，装瓶备用。选肺俞穴，先用拇指在双侧穴位用力按摩半分钟，使局部潮红，再将药粉一小撮放在穴位上，贴上医用胶布，隔日换药一次。

4. 氧气疗法：家庭备用制氧机，每日吸氧 2 次，每次 30 分钟，以改善呼吸困难，减轻心肌负荷量，对缓解症状很有好处。

5. 适当增加运动，河边、海边、森林中散步，吸入新鲜空气，增强护卫能力；或练习放松气功，风府、百会、咽喉、膻中、中脘、肚脐、丹田、会阴、大腿内侧、小腿内侧、涌泉，每处默念“放松”3 遍，如此反复数次，半小时到 1 小时，全身放松，排除杂念，思想集中，均匀腹式呼吸；或听音乐，如二泉映月等舒缓放松的音乐，以养心安神，调心养肺。

6.《千金要方》曰“摩腹数遍，可以无百病”，笔者建议睡前平卧床上，左手放在肚脐上，右手放在左手背上，以肚脐为中心，用力适当均匀，顺时针方向按摩 100 次，再逆时针方向 100 次，早晨起床前，排完尿，再重复晚上方法按摩一次再起床。按后可使腹部肌肉、胃肠肌肉强壮，促使血液及淋巴液循环，胃肠蠕动加強，消化液分泌增多，改善消化功能，达到“培土生金”的作用，以帮助改善呼吸困难（腹部有炎症、肿瘤，孕妇，饭后忌用）。

7. 精神放松，避免刺激，戒烟，忌酒，过劳，多食蔬菜、梨、藕、萝卜、蜂蜜，以及白色、黄色、黑色类食物，白色清肺，黄色健脾，黑色补肾，也可选用童子鸡、灵芝孢子胶囊食疗，以补脾肾肺，缓解动则气喘。同时忌食生冷鱼虾。

三、病案举例

刘××，68 岁，多次经省级医院确诊为老年慢性支气管哮喘，肺气肿，肺心病，右心衰竭，治疗后好转。近 3 日复发，咳嗽，呼吸困难，面色青暗，发绀，胸闷气促，咳稀痰涎，神疲乏力，畏寒肢冷，动则喘甚，腰酸腿软，微出汗，下肢轻度浮肿，食少便软，唇绀，舌淡暗，苔白，脉沉迟涩，急投吸氧、抗感染、强心、利尿等措施，中药以红参 8 g，炙黄芪 20 g，黑顺片 10 g（先煎），茯苓 20 g，白术 10 g，白芍 10 g，紫苏子 10 g，五味子 8 g，熟地黄 12 g，法半夏 10 g，核桃仁 15 g，炙甘草 5 g，丹参 15 g，桂枝 10 g，生姜 3 片，大枣 3 枚，麦冬 6～10 g 等加减出入，以益气健脾、温肾纳气、活血通脉，进行治疗 10 日，诸症缓解，再以西洋参 3 g，黄芪 10 g，黑顺片 3 g（先煎），白芍 6 g，白术 6 g，茯苓 10 g，五味子 3 g，葶苈子 3 g，紫苏子3 g，麦冬 4 g，核桃仁 10 g 等继续服用，结合绿色自然调理法，以巩固疗效。

四、编者按

肺心病是呼吸系统中症状较重的慢性疾病，是老年人多发病种之一，这是因老年体弱多病，由中年迁延而来，加上“五脏皆虚”，抵抗力低下，自主调节能力差，容易受外邪而诱发旧疾。肺首先受邪，肺气失宣，咳嗽痰壅，上逆喘咳加重，肺病及脾，脾失运化，痰湿内生，取党参、白术、茯苓、甘草健脾益气，以“培土生金”，法半夏与茯苓止咳化痰，截痰不生；当肺病累及肾时，又引发肾阳虚衰，出现畏寒肢冷，重者四肢厥冷，所以笔者用真武汤之意，取黑顺片温肾壮阳，辅茯苓、白术健脾利水，祛痰湿，生姜温散水气，白芍和营敛阴，以缓解附片，生姜之辛热，使利水不伤阴；附片配西洋参，益气温阳，温肾纳气，再配熟地黄、五味子、补骨脂、核桃仁增强补肾纳气，引气归原，以改善呼吸困难，西洋参配丹参、桃仁、红花、水蛭之类，益气化瘀，改善微循环，肺循环得到改善，则呼吸困难随之也会改善，咳喘也就缓解了。

老年人肺心病，常年反复发作，造成病机复杂，牵涉五脏，虚实夹杂，证型也多。老年人的生理病理特点，是虚证较多，进行梳理，从中找出兼症，如本例面色苍白、唇绀，下肢浮肿，畏寒肢冷，或厥冷，脉沉迟等属脾肾阳虚，夹有血瘀的病变，所有治疗用益气温阳为主，佐以活血化瘀，咳喘就可缓解下来。为了巩固，必配合“绿色自然疗法”，是完全可以达到满意的效果。也常用人参酒内服（肉苁蓉 30 g、枸杞子 30 g、人参 15 g、熟地黄 60 g、巴戟天 30 g、白酒 500 mL）泡酒，对肾阳虚者，有很好的调理作用。还可以常服用灵芝孢子菌胶囊以补肺益气、止咳平喘。

第六节　空洞性肺结核

肺结核是由结核分枝杆菌感染引起的呼吸系统传染病，肺结核通常为慢性起病，部分患者早期可没有任何症状。其典型表现为咳嗽、咳痰、咯血、盗汗、胸痛、疲乏等症状。一般出现咳嗽咳痰 2 周以上，并有痰中带血、咯血等可疑症状时即应前往医院就诊。

肺结核在我国属于乙类法定传染病，传播途径为经呼吸道飞沫传播，患者可通过咳嗽、打喷嚏、大笑、谈话等行为将含有结核分枝杆菌的微滴散播至空气中，并可停留数小时，他人吸入则引起感染。易感人数为 HIV 患者、糖尿病患者、尘肺患者、老年人等免疫力低下人群。在临床实践中，常进出空气污浊的封闭场所，如常年混迹棋牌室、网吧等场所，常通宵打牌、上网的中青年人同样为高发人群，但此类患者通常免疫力较强，表现多不典型，随着年龄增长，免疫力降低后结核分枝杆菌表现出活动性从而出现症状。

肺结核若不及早治疗，不规范治疗，易损毁肺组织，形成肺空洞，造成不可逆的肺损伤。

一、中医特色诊断

【望诊】慢性病容，消瘦，呼吸气促，面色少华或萎黄，舌质淡红少苔。

【闻诊】可闻及痰或血腥气味、汗气，语音低微。

【问诊】有肺结核病史，伴有咳嗽，或干咳少痰，或血痰相混杂，或咯血，胸痛、盗汗，时有低热，或午后潮热，纳少，神疲乏力，嗜睡，但又睡眠不佳，大便偏干，小便短赤。

【切诊】脉细数而弱。

【特殊诊断】CT、MI 扫描可帮助诊断。

【辩证】肺阴亏损，虚火蕴炽，脾肺气虚，精血亏虚。

二、中医特色治疗

【治疗原则】滋阴润肺，止咳杀虫，培土生金，大补精血。

【绿色中药】生地黄 15 g，玄参 12 g，川贝母 10 g，桔梗 10 g，麦冬 10 g，天冬 10 g，百合 10 g，百部 12 g，白及 6 g，杏仁 10 g，白术 10 g，茯苓10 g，三七粉 3 g（兑服），青蒿 10 g，地骨皮 10 g，阿胶 10 g（烊化），龟甲胶 10 g（样化），鹿角胶 10 g（烊化），紫河车 10 g。加减用法。

【主方来源】摘自《医方集解》之“百合固金汤”加减。

【绿色药膳】

1. 鸡蛋银耳豆浆羹

1）原料：鸡蛋 1 个，银耳 3 朵，豆浆 500 ml，白糖适量。

2）做法：将鸡蛋打入碗内搅拌均匀；银耳 3 朵先用温水泡开，再与豆浆同煮，煮好时冲入鸡蛋。放入适量白糖即可食用。每日 1 次，连服 15 日为 1 个疗程。

3）功效：润肺止咳，全面补充营养。

2. 虫草银耳汤

1）原料：冬虫夏草 10 g，银耳 15 g，冰糖 30 g。

2）做法：将冬虫夏草洗净用纱布包好，连同银耳、冰糖一起倒入砂锅，加水，小火慢炖 2～3 小时即可。每日 2 次，每次 1 小碗，早、晚空腹服及晚上临睡前食用。

3）功效：润肺止咳。适用于咳嗽、痰多、咯血的肺结核患者。

3. 莲子百合炖燕窝

1）原料：莲子 40 g，干百合 40 g，燕窝 40 g，冰糖适量。

2）做法：先将燕窝用清水浸透发开，择洗干净，沥干水；选取湘莲子，去心，用水浸透，洗净；将莲子、百合、燕窝、冰糖一起加入炖盅，加适量凉开水，盖上盅盖，隔水炖 1.5 小时即可。

3）功效：养阴生津，化痰止咳，滋补肺肾。

4. 蜂蜜萝卜煲

1）原料：白大萝卜 1 个，蜂蜜 150 g。

2）做法：将萝卜洗净掏空中心，放入蜂蜜，置大碗内，加水蒸煮。每日 2 次，随量服用。

3）功效：润肺，止咳，化痰。适用于肺结核久咳不愈者。

5. 山药炖乌鸡

1）原料：乌鸡肉 300 g，冬虫夏草 10 g，山药 100 g，调料适量。

2）做法：将乌鸡肉、冬虫夏草、山药共加水旺火烧开，加入调料小火炖至肉烂即可。每日服 2 次。

3）功效：润肺健脾，益肾滋阴。适用于老年人肺结核潮热不退，身体消瘦者。

6. 骨皮老鸭汤

1）原料：老鸭 1 只，地骨皮 30 g，生姜、调料各适量。

2）做法：将老鸭去毛杂洗净切块；地骨皮用纱布包后，同入锅中，加清水适量同煮至老鸭熟后去药包，调味服食，适量食用。

3）功效：滋阴润肺，凉血止咳。适用于肺结核肺阴亏损，咳声短促，痰中带血，手足心热者。

7. 黄芪地黄鳖肉汤

1）原料：鳖肉 250 g，生地黄 20 g，黄芪 15 g，葱、姜、盐各适量。

2）做法：将整理的鳖肉切块，加入生地黄、黄芪、葱、姜和适量的水，先旺火煮沸，再用文火慢炖至肉烂，入盐即可。适量喝汤吃肉，体质虚弱者少量多次食用。

3）功效：气血双补。适用于气血亏虚型肺结核患者。

【绿色自然疗法】

1. 注意个人卫生，不随便吐痰，一定要把痰吐入痰盂内，放消毒液并加盖，以防传染给家人；外出戴口罩，少去公共场所，尽量不传染给其他人。

2. 注意休息，节房事，勤开窗，清晨尽量到空气新鲜的地方，如多树的森林、公园、河边、海边散步，打太极拳、八段锦，以增强体质。

3. 饮食方面，每日尽量食用高蛋白质、高热量、高维生素的食物，以清淡少食多餐、多样、荤素搭配为原则，少吃煎、炒、炸、辛辣、狗肉、羊肉、生姜、八角茴香、肉桂、胡椒等辛温食物；特别对腌制的鱼、猪肉、鸡、鸭肉不能吃；戒烟酒，建议多吃新鲜蔬菜、水果，如白菜、白萝卜、藕、百合、铁棍淮山、莲子、苹果、马蹄、枇杷果、无花果……白色食物（因白色入肺，有清肺、润肺、滋阴作用）。

4. 建议白色老水鸭一只，炖铁棍淮山、菜百合各适量，每周 1 次，2 日内吃光，具有健脾补肺的作用，（培土生金）以增强免疫力，提高疗效。

5. 常吃猪肺，加白木耳炖汤，以脏补脏，也有辅助治疗作用。

三、病案举例

侯××，男，45 岁，公社干部，以咳嗽多年，痰中带血 2 个月，服用异烟肼片（雷米封）抗痨治疗 1 年，近来咳嗽，咯血加重，乡卫生院胸片示：慢性支气管炎，空洞性肺结核；伴咯血。症见：消瘦、慢性病容，咳嗽，少量咯血、呼吸急促，精神极差，口干咽燥，饮食少，口无味，入睡困难，夜间盗汗，舌红少津，苔薄脉细数以中西结合，治疗中医以润肺养阴，清热止血，投百部、百合、天冬、麦冬润肺生津，止咳杀虫；玄参、生地黄、青蒿滋阴清热，川贝母清热化痰止咳；白及收敛止血，三七化瘀止血。先服 5 剂，每日 1 剂，水煎服。5 日后，火已息，血已停，因久咳气促，肺气已伤，肺伤及脾，故补肺养阴，培土生金，用专治肺结核，阴虚之名方丹华丸。加血肉有情之物的三胶，紫河车大补元气血和精血，再加健脾益气之四君子汤培土生金，取方百部12 g，百合12 g，白及6 g，天冬10 g，麦冬10 g，生地黄12 g，熟地黄10 g，党参12 g，白术10 g，白扁豆10 g，杏仁10 g，川贝母10 g，阿胶10 g（烊化），龟甲胶10 g（烊化），鹿角胶10 g（烊化），紫河车10 g，三七粉3 g，用15倍药量，分别研细末，炼蜜为丸，每丸重15 g，每日2次，嚼服，温水送服。后记追方，共服此方3剂料，6个多月全服完，去衡阳某院拍片，肺结核灶钙化，未见空洞。

四、编者按

肺结核，中医称之为“肺痨”“痨瘵”“传尸痨”。《内经》早有记载“大骨枯病，大肉陷下，胸中气满，喘息不便”，“死后复传之旁人，乃至灭门”。还有“十病九死”之传说，说明肺结核传染性强，死亡率极高。20世纪70年代，笔者在巡回医疗中，遇见一个村，人不多，患结核病者超一半。西医靠异烟肼、链霉素等治疗，抗结核分枝杆菌。中药以百合固金汤、月华丸、四君子加减。选百合、百部、白及，其中百部止咳，无论新、久、寒、热都有效。同时根据现代医学研究，本方可以抗结核分枝杆菌、杀灭结核分枝杆菌；百合润肺止咳，祛痰，特别是清肺热、补肺阴，对痨咳咯血有很好的疗效；白及止血，死肌可去。同时，对结核分枝杆菌有抑制作用。此三者是抗结核分枝杆菌的特效药。生地黄、玄参、青蒿滋阴清热，二冬养阴；川贝、杏仁止咳化痰降气；三七止血化瘀，化瘀不破血，配生地黄养阴止咳、清热、杀灭结核分枝杆菌，止血生肌，改善微循环，促进创面愈合，阿胶滋阴补血润肺，配杏仁疗肺热阴虚干咳少痰更妙；龟甲胶补肾养阴，鹿角胶配紫河车补肾阳益精血，三胶和紫河车均为血肉有情之物，可大补精血，补阴中之阳以治根本。对提高全身免疫力，抵抗力，提高疗效，起到推波助澜相得益彰的双重作用。

第二章 心血管系统疾病

第一节 心律失常

心律失常是由于心脏内冲动的形成和传导的不正常，使心脏搏动的规律发生紊乱，出现过快或过慢或节律不整齐，老年人特别常见。心居胸中，心主血脉，随年龄的增长，老年人的心脏、心肌细胞、心的活力即心气，都在不断下降，因此，血液循环在脉中受阻，血流运行不畅，也是心血不足，气不行则血不行，气滞则血滞。同时心脏功能还受情志思维活动的影响发生改变，导致心悸怔忡，心前区不适，气短乏力，头痛或胸闷胸痛，形寒肢冷，面色苍白，自汗，手足肢端及唇鼻青紫暗晦，脉细或结代或涩，出现气虚血瘀的病理变化，包括心动过缓或过速、早搏、心房颤动、心肌梗死、冠心病等症状。

一、中医特色诊断

【望诊】中老年人慢性病容，面色苍白，或紫暗，唇绀或手足紫暗，舌苔薄白，或少苔，舌质淡或舌边红暗或斑点，舌下静脉曲张。

【闻诊】语声低微，气促声，无特殊气味。

【问诊】有慢性心悸病史，心悸不安，胸闷气短或胸痛，心慌，神疲乏力，头晕，自汗，纳少便干。

【切诊】脉细无力或结代。

【特殊检查】心电图：窦性心律，心律不齐，右束支不完全性传导阻滞。

【辨证】老年人多气虚无力的表现，气不行则血不行，气滞则血滞，所以最容易出现气虚血瘀的病理变化。

二、中医特色治疗

【治疗原则】益气养阴，活血复脉。

【绿色中药】红参 10 g，丹参 15 g，玄参 10 g，炙甘草 10～15 g，酸枣仁 10 g，麦冬 10～15 g，山楂 10 g，桂枝 6～10 g，兑服灵芝孢子胶囊。

【加减用法】胸闷者，加瓜蒌、薤白；气短汗自出者，加炙黄芪、五味子；胸痛者，加三七、檀香；阴血虚者，加阿胶；腰膝酸软者，加桑寄生、杜仲、山茱萸；便秘者，加火麻仁；血脂高者，加草决明、山楂；血压高者，加杜仲、牛膝、草决明、稀莶草。300 mL 左右开水冲服，每次 1 袋，每日 2 次，饭后温服。

【主方来源】摘自《伤寒论》之炙甘草汤加减和《内外伤辨惑论》之生麦散加味。

【绿色药膳】

1. 洋参莲肉粥

1）原料：西洋参 6 g，莲子 15 g，冰糖 20 g。

2）做法：将西洋参切薄片，莲子不去心，与冰糖一起入锅，加水适量，小火煎煮至莲子软烂即成。每日 1 剂，分 3 次空腹饮用，连饮 10 日以上。

3）功效：气阴双补、养心安神。

2. 生脉粥

1）原料：红参 6 g，麦冬 15 g，五味子 10 g，粳米 50 g，冰糖 15 g。

2）做法：先将红参、麦冬、五味子水煎 2 次，取汁 300 mL，去药渣；用药液与粳米同煮粥，沸时放入冰糖，糖化粥熟即成。每日 1 剂，分早、晚 2 次温服。

3）功效：补心气，养心阴，安心神。

3. 桃仁红花粥

1）原料：桃仁 12 g，红花 9 g，冰糖 10 g，藕粉 20 g。

2）做法：上药加藕粉煮成稀粥，每日 1 剂。

3）功效：活血祛瘀通阳，适用于心血瘀阻的心律失常。

4. 仙灵酒

1）原料：淫羊藿 60 g，川芎 15 g，肉桂 15 g。

2）做法：将上三药共研粗末，泡入 500 g 的白酒中，密封 1 周后饮用，每日 1～2 次，每次 15～20 mL。

3）功效：温阳活血，适用于心阳不振的心律失常。

【绿色自然疗法】

1. 特色针灸疗法：少泽（双）、心俞（双）、内关（双）、神门（双），拍打左胸、膻中、极泉（双），手法以补为主，间断用泻法。

2. 耳针：心、神门、皮质下、脑点、交感、内分泌。每次取 4～5 穴，中等刺激，留针 30～60 分钟，每日 1 次，两耳交替针刺，10 次为 1 个疗程。

3. 灸法：取穴心俞、内关、神门、巨阙。每日 1～2 次，每穴艾条悬灸 10～15分钟，10 次为 1 个疗程。

4. 刮痧：背部取心俞、膈俞、脾俞；胸部取膻中、周荣、巨阙；上肢部取内关、神门、通里。心血不足加脾俞、足三里；水饮内停加肺俞、三焦俞。

5. 敷帖：复律散为三七 30 g，琥珀 20 g，肉桂 15 g，冰片 10 g。将上药共研细末，过 120 目筛，装入瓶中，密封备用。取 3～5 g 药末，加适量菜油调成糊状，贴在双侧涌泉穴、足三里、心俞穴，外盖纱布，再用胶布固定。24 小时更换 1 次，10 日为 1 个疗程。

6. 注意保暖，常听音乐，少思养心（即养心气，心气是指心脏的活动功能，心气不足，会导致一系列病症，过多思虑，易伤心气），少劳、少怒。

7. 扣指疗法：每当笔者出现心慌心悸不适时，立即扣十指，即双手各相对应相互扣击，每次 300 下，扣至手指尖有痛感为佳，上述症状可以立即缓解，一日可多次。“原理是十指连心，扩张冠状动脉血流量，给心肌细胞充血，充氧，改善心肌活力，缓解心悸，起保健和治疗作用。或按摩腋窝极泉穴疗法；用右手大拇指深入左腋窝内，用力弹拨定点的极泉穴，此时，摸到条索状感，用力向内勾按，速度不要过急，有酸、麻、胀感，向肩、上肢手指尖发散，具有急救和保健作用，缓解心悸心痛症状。

8. 饮食宜清淡、低脂、低盐、低糖、多种蛋白质食物。生活规律，饮食有节，起居有常，适当参加体育锻炼，注意劳逸结合。

三、病案举例

谭××，男，66 岁，患有冠心病史 5 年，半夜突然胸闷、心悸、心慌、气促、出汗，急诊入院，心电图显示：心律失常，早搏。神疲乏力，形寒肢冷、心神不安，心情紧张，时有胸痛，舌质淡，有齿印，夹有瘀斑点、苔白，脉沉迟、结代，以气虚血瘀论治，投红参 10 g（兑服），五味子 10 g，麦冬 10 g，丹参 20 g，当归 10 g，茯苓 15 g，玄参 10 g，酸枣仁 10 g，山楂 10 g，桂枝 6 g，瓜蒌 10 g，葛根 10 g，炙甘草 5 g，灵芝 6 g，石菖蒲 6 g，远志 6 g，草决明 10～20 g，三七 3～5 g，琥珀 3 g 之类变化出入，治疗 20 余日，并坚持绿色自然调养，基本恢复健康。

四、编者按

心律失常在中老年人群中普通存在，只是表现出的轻重程度不一，有的没有明显症状，只是偶尔有心悸，有的症状还比较重，可单独出现，也可在其他疾病中，如冠心病、风湿性心脏病中出现。这些现象的存在，是由于中老年人心脏退行性病变、心房顺序减低、冠状动脉硬化有关。《医宗金鉴》曰："惊自外至，惊则气乱，故脉动而不宁；悸自内情，悸因中虚，故脉弱无力。"所以中老年人心律失常先有邪毒外侵，内舍于心，时渐日久，耗气伤阴，气虚血亏，心气不足，心阳不振，搏动无力，血流缓慢，气虚血瘀，阴阳失调，出现一系列的病理变化。故仿前人经验，用红参、五味子、麦冬益气养阴、生津复脉，配酸枣仁、茯苓、琥珀宁心安神；灵芝配菖蒲、炒远志专治久心痛，即可安神；当归活血养血，与三七、丹参、琥珀活血化瘀，扩张冠脉，降低血黏度，抑制血小板聚集，加快血流，改善心肌细胞缺血缺氧，薤白辛温，善散阴寒之凝滞，通胸阳之闭结，与人参配，益气温阳，配菖蒲、远志为治胸痹之要药；有时还佐以补骨脂，以壮肾阳、暖水气、防水气凌心，以防心悸加重；苦参清热燥湿；据现代医学研究，苦参黄酮、苦参素均有抗心律失常的作用，但只用心动过快，可用至 30 g 左右，脾胃虚寒者不宜用。

这里加用三七的目的，一是增强活血化瘀之力，以降低心肌耗氧量和氧利用率，可以预防冠心病；二是对各种药物诱发的心律失常有保护作用；三是可抗衰老，一药多功能。因此，具有很好的协同作用，诸药配合，达到益气化瘀、养心安神、生津复脉之效果。在后期，采用"治养结合""脑体结合"，充分发挥绿色自然调理，彼此互补，相得益彰。

气阴两虚的患者，若出现心律失常、冠心病时，选择生脉饮是最理想的，有位大师讲"生脉饮是天下第一大保健品"，实践中体会确实如此。

第二节　冠心病

冠心病是指冠状动脉粥样硬化性心脏病的简称，又称缺血性心脏病。这是由于中老年血管不断硬化，血管内脂质物日益增多，逐渐引起血管腔狭窄、闭塞或冠状动脉痉挛，而导致心肌细胞缺血、缺氧。中老年人，特别70岁以上的老年人，全身血量减少，心脏本身的血流量也明显减少，久病正虚，血液运行无力，无能充养、滋润全身，所以出现神疲乏力、倦怠、自汗、心悸、怔忡、气短、心前区剧痛难忍、呼吸困难，甚至唇舌紫暗等一派气虚血瘀之症。

一、中医特色诊断

【望诊】中老年患者，形体稍胖或消瘦，面色少华，虚里跳动应衣，唇发绀，舌淡或紫暗。

【闻诊】可闻及汗气。

【问诊】有冠心病史，心前区不适，心悸，怔忡，胸闷，胸痛，头晕眼花，神疲乏力，心烦失眠，气短促，出汗、纳少，有高血压及家族史。

【切诊】脉细弱或细涩。

【特殊检查】心电图：ST段改变，束支阻滞。

【辨证】老年人多病，心功能减弱，心气不足，无力推动血液运行，气不行，血即不行，致气虚血瘀。

二、中医特色治疗

【治疗原则】益气化瘀，温阳通脉。

【绿色中药】黄芪15～30 g，当归10 g，川芎10 g，红花10 g，地龙10 g，桂枝10 g，瓜蒌10 g，薤白10 g，山楂15 g，丹参15 g，炙甘草5 g，三七粉（兑服）3 g。

【加减用法】心神不安者，加酸枣仁、柏子仁、麦冬之类；高血压加杜仲、草决明、鹿含草、豨莶草之类。300 mL左右开水冲服，每次1袋，每日2次，饭后温服。

【主方来源】摘自《医林改错》之补阳还五汤和《金匮要略》之瓜蒌薤白白酒汤。

【绿色药膳】

1. 灵桂羊肉汤

1）原料：淫羊藿 30 g，肉桂 10 g，羊肉 100 g，调料少许。

2）做法：先将淫羊藿、肉桂去杂质后放入沙锅，用水煎 2 次，共取煎液 1000 mL；将羊肉切成条加药液同煮，沸后加调料煮熟即成。吃肉喝汤，每日 1 剂，直至症状有明显改善。

3）功效：温阳活血、补益心阳。

2. 芪七炖兔肉

1）原料：黄芪 30 g，三七片 10 g，兔肉 500 g，花椒、黄酒、酱油、白糖、精盐各适量。

2）做法：将黄芪、三七片、花椒装入纱布袋扎口待用；兔肉洗后剁成 8 块见方的块放入盆中，加水浸泡至出血水后，捞出用水冲洗，沥干。锅放在旺火上，放入油烧热，投下兔肉煸炒至水分干，烹入黄酒、酱油，投入纱布袋。加水适量煮沸，撇出浮沫，放精盐、白糖，盖上锅盖改用文火烧至肉烂，捞出纱布袋，再用大火将汤汁浓缩至适量即可。佐餐食用。

3）功效：益气，活血化瘀。

3. 灵芝丹参酒

1）原料：灵芝 30 g，丹参 50 g，三七 15 g，白酒 500 g。

2）做法：取灵芝、丹参、三七浸入白酒中，7 日后即可。

3）功效：活血化瘀。

4. 洋参田七鸡

1）原料：三七 3 g，西洋参 10 g，鸡肉 120 g。

2）做法：三七、西洋参与鸡肉放入炖盅中，加清水适量，加盖密封，隔水武火煮沸后，文火炖 2～3 小时，调成汤味食用。

3）功效：补气养阴、化瘀止痛，适用于气阴两虚、心血瘀阻型。

【绿色自然疗法】

1. 特色按摩疗法：少冲（双）、内关（双）顺逆方向各 100 次按揉，膻中顺逆方向各 100 次，至阳双手按摩 100 次；神门（双）指尖按摩 100 次；心俞（双）按摩 80 次；劳宫（双）按摩 100 次，左胸拍揉 36 次，极泉（双）

拍揉36次。

2. 针刺：取穴曲池、合谷、内关、足三里、三阴交，肝火上炎加太阳、风府、风池、行间、阳陵泉；阴虚阳亢加阴陵泉、悬钟、通里、神门、百会、太冲、人迎；肾精不足加太溪、复溜、阴陵、血海、关元。用提插捻转之泻法或平补平泻，每日1次或隔日1次，留针20～30分钟，10次为1个疗程。

3. 灸法：用艾条悬灸膻中、天井，每次每穴30分钟左右，以皮肤微红为度，每日1次。

4. 刮痧疗法：取大椎、大杼、膏肓、神堂、肩井、肺俞、紫宫、玉堂、膻中、巨阙、中府、郄门至内关、通里至神门、解溪，瘀血加膈俞、三阴交。先以泻法，重手法刮拭大椎、大杼、膏肓、神堂、肩井经穴部位；后再次以中等强度手法刮拭其余经穴部位，以每一局部呈现青紫色或紫红色为佳。

5. 穴位敷贴疗法：川芎1 g，丹参1 g，三七1 g，水蛭0.8 g，葛根1 g，麝香0.2 g，每剂5 g，纱布包贴敷左膻中、左心俞、巨阙、内关等穴，外用关节止痛膏固定。每5日换药1次，5次为1个疗程。

6. 敷脐疗法：黄芪、丹参、降香、红花、川芎各适量，消心痛适量。上药各研细末混匀备用。脐部清洗消毒后，取上药末适量填入脐中，再滴数滴酒精，用1片酒精药棉覆盖，胶布固定。每2日换药1次，连用6次。

7. 颤抖法：全身放松，排除杂念，眼瞳微闭，双脚与肩同宽，两手自然下垂，手心向里，然后两脚稍用力，速度适中，进行上下颤抖，全身手脚抖动，两手自然下垂，随时随地均可，每次5～10分钟，每日早、晚各1次，可通经活络，增强全身血液流动，对冠心病的治疗可起到很好的辅助作用。但活动期不能做此运动。

8. 拍打左胸部，双脚自然站立，上肢右转，同时带动两臂掣肘，右掌心在心前区拍打，左手在后心区拍打，拍打10～15次，力量适量，以加强冠状动脉流量，缓解心肌缺血。

9. 冠心病者适当运动，可养心气，病重者，宜以散步，宜餐后1小时再散步，以免发生心肌梗死。可根据自己的体力，选择合适的有氧运动，如慢跑、游泳、太极拳等，量力而行。

10. 生活上：保持心态平衡，饮食平衡，冷热平衡，劳逸平衡，保持血压平稳，喝适量的水，保持大便通畅；推荐每日食用：大蒜、洋葱、核桃3个，每晚9～12点吃；每日鸡蛋1个（血脂过高者，每周2～3个）；以低脂、低糖、低钠、少酒、多茶为主；人参、黄芪、蜂蜜、三七、冬虫夏草、灵芝、海参之类，有益气化瘀，增加心血量，促进血液循环，以煮粥、煲汤，这样“药食结合”，以提高自身免疫力。

三、病案举例

曾××，男，75 岁，15 年来经常出现心前区不适、胸闷、心悸气短，中西药不断，昨日坐车过劳，症状加重，胸痛彻背、呼吸急促、头晕、自汗、神疲乏力、心烦失眠、舌质淡暗、脉细弱而涩，符合冠心病、心绞痛，辨为血脉瘀阻，气血皆虚。取炙黄芪 30 g，当归 10 g，赤芍 10 g，川芎 10 g，桃仁 6 g，红花 6 g，地龙 10 g，瓜蒌 10 g，薤白 10 g，炒酸枣仁 15 g，生山楂 15 g，以益气除痹，活血化瘀，西药硝酸甘油、吸氧等综合治疗，后加用三七、桂枝、补骨脂、鹿含草、丹参、人参等治疗半个月，症状缓解，再以绿色自然调养善后，3 个月后回访病情平稳，尚未再犯，嘱长期“药食结合”“动静结合”“双心结合”（双心是指心态和信心）巩固。

四、编者按

冠心病是老年人最普遍的一种疾病，有发病率高、死亡率高的特点，是威胁人类健康的“二号杀手”，老年人随年龄的增长，机体多个器官的功能衰退，血管硬化，斑块形成或堵塞冠状动脉分支，造成心脏血流减少，出现缺血而发病，西医又称缺血性心脏病，中医无此病名。根据其症状，属中医学之心悸、怔忡、胸痹、心痛之类。《灵枢·刺芦真邪》曰“宗气不下，脉中之血，凝而留止”，这里的“宗气”是指人体的元气、元阳、心气、中气、先天之气、生命之气；“不下”是指无力推动血液畅行，即所谓气不行则血不行，气滞则血凝，久而久之，必然会导致心血瘀阻，所以仿用补阳还五汤以大剂量之炙黄芪补益心气，直接扩张冠状动脉，增加冠状动脉血流量，改善缺血状况；再配合人参、川芎、赤芍、桃仁、红花活血化瘀，扩充冠状动脉，以恢复心脏供血供氧，保护心肌细胞不受损害、不坏死；丹参祛瘀生新，行而不破，配人参、酸枣仁治气血大虚，瘀血不行之虚劳，还可养神治失眠；地龙配当归、黄芪补气活血，治气虚血瘀效果明显；山楂消食降脂、活血化瘀；桂枝、瓜蒌、薤白行气宽胸，温通心阳，增加冠状动脉血流量，除去痹痛；人参配三七、蜂蜜强心镇痛，抗感染、抗衰老，对心肌起保护作用。

对中老年人冠心病，笔者惯用葛根，因葛根味辛能升发阳气，鼓舞脾胃清阳之气上升，据现代医学研究，葛根素能对抗垂体后叶素引起的急性心肌缺血，葛根总黄酮能扩张冠状动脉血管，增加冠状动脉血流量，改善心肌缺血，据笔者多年的观察，其疗效更胜一筹。

本例特点：只要抓住胸闷、心悸、气短、自汗、神倦、纳呆、舌质淡暗、脉弱无力或细结等属气虚血瘀之病机，即可选用并加强“双心结合”调养，以提高疗效。另外，平时也用第二个急救办法：①弹拨极泉穴。极泉穴是手少阴心经的起始穴，它与心相连，集中许多与心脏相联系的神经和血管，弹拨后把刺激传导到心脏，改善心肌缺血、缺氧。②食用独参汤。独参汤即人参一味，大补元气，或加当归、桂枝益气温阳化瘀，都可以起到很好的保健和急救作用。

第三节　高血压

高血压是一种以动脉血压增高为主的临床综合征，是老年人常见病之一，如果血压持续升高，可引起心、脑、肾等重要脏器损害，也是诱发老年脑中风、冠心病、心力衰竭、肾衰竭发病率和死亡率升高的主要危险病之一，有原发和继发之不同，老年人常以继发为主。我国高血压的诊断标准为：成年人收缩压≥140 mmHg 或舒张压≥90 mmHg，而且把每年 10 月 8 日定为“全国高血压病日”。

老年高血压多以肝肾亏损、阴虚阳偏亢，阴阳失去平衡为主，但有的老年人症状不明显或无症状，而一般临床表现有头痛或头晕、耳鸣、口干目涩、腰膝酸软、神疲健忘、五心烦热、失眠、心悸、乏力、舌红少苔或舌暗红无苔、脉细数或弦。

一、中医特色诊断

【望诊】中老年人，体形胖或瘦，慢性病容或颜面红赤，或面色萎靡，干枯少华，舌红少苔或舌暗红无苔。

【闻诊】声音洪亮或低沉、口臭，或无特殊气味。

【问诊】头痛，或头晕、头胀，或耳鸣、心悸、心烦失眠、口干目涩、腰膝酸软、神疲乏力、便干、有高血压病史。

【切诊】脉弦或细数。

【诊断标准】收缩压≥140 mmHg 或舒张压≥90 mmHg。

【辨证】辨为肝肾阴虚，阴虚夹阳偏亢。

二、中医特色治疗

【治疗原则】平肝息风、益肾活血、通络降压。

【绿色中药】天麻钩藤饮加减：天麻 15 g，钩藤 10 g，菊花 10 g，川芎 10 g，牛膝 10 g，地龙 10 g，杜仲 30 g，桑寄生 15 g，山楂 10 g，草决明 30 g，生龙骨 30 g（先煎），磁石 30 g（先煎），炒麦芽 10 g。

【加减用法】四肢麻木者，加豨莶草以补肝肾协助降血压，300 mL 左右开水冲服，每次 1 袋，每日 2 次，饭后温服。

【主方来源】摘自《中医内科杂病证治新义》之天麻钩藤饮加减。

【绿色药膳】

1. 黄精熟地黄脊骨汤

1）原料：黄精 50 g，熟地黄 30 g，猪脊骨 500 g，盐少许。

2）做法：将猪脊骨洗净切块，与黄精、熟地黄一起加水炖 2 小时，入盐调味。每日 1 剂，分 2～3 次服。定期食用，对高血压具有辅助治疗作用。

3）功效：滋养肝肾，育阴息风。

2. 杞子核桃汤

1）原料：枸杞子 30 g，核桃仁 15 g，天麻 15 g。

2）做法：将 3 味药用水洗净后，加水煎煮 20～30 分钟。每日 1 剂，分 2 次饮汤食核桃肉。

3）功效：滋补肝肾之阴，治虚阳上亢。

4）加减运用：芹菜连根 120 g 洗净切碎，同粳米 250 g 共煮粥，适用于肝阳上亢、阴虚阳亢之高血压。新鲜胡萝卜适量、切碎，同粳米 500 g 共煮粥，可作为各类型高血压的辅助治疗。气阴两亏型的高血压服用黄芪川芎兔肉汤，气血两亏者则宜服用当归生姜羊肉汤。

【绿色自然疗法】

1. 特色针灸疗法：百会、内关（双）、行间（双）、足三里（双）、太冲（双）、涌泉（双）、风池（双）（用电子笔点击此穴），人迎配内关（双）、大陵（双）、劳宫（双）、阿是穴，针刺降血压效果好，还可用刮痧降血压，取百合、风府、大椎、肩井。

2. 高电位治疗仪治疗：对高血压患者，有明显降血压作用。解放军医院肖红雨报道，用高电位治疗高血压 50 例，治疗结果显著 29 例（占 58.0%），有效 17 例（占 34.0%），无效 4 例（占 8.0%），总有效率为 92.0%，说明高电位治疗与药物治疗有协同作用。

3. 灸法：先灸足三里，后灸绝骨，每周 1～2 次，每次 1 穴，每穴灸 1～3 壮，两穴轮换，10 次为 1 个疗程，疗程间隔 1～2 周。

4. 拔罐疗法：选穴风池、肝俞、肾俞、曲池、足三里、悬钟。局部常规消毒后，毫针刺入上述穴位，肝俞、肾俞、悬钟用补法，风池、曲池、足三里用泻法，出针后用闪火法再在肝俞穴区拔火罐，留罐 5～10 分钟后取下，隔日治疗 1 次。上述方法适用于肝肾阴虚型高血压，阴虚阳亢选肝俞、胃俞和三阴交。

5. 局部按摩疗法：搓风池，用手掌快搓，用大拇指按点弹拨 30～60 秒。搓脚心，掐脚趾尖，推、搓、掐 30～60 秒。推阳陵泉、足三里，直推 3～5 次。

6. 穴位疗法：用生附子、吴茱萸各等份，研成细末，每晚睡前用醋调敷两足心涌泉穴，绷带包裹，敷药 12～24 小时取下，连续敷贴 1 周。适用于阴虚阳亢型高血压。降压散：白芥子、花椒、桃仁、红花、火麻仁、生大黄各等份，共研细末，装瓶备用。每晚睡前用温水洗脚后，取降压散 20 g，用醋调，做成药饼，敷双足涌泉穴，早晨起床即去除，每日 1 次。

7. 熏洗疗法：菊花天麻钩藤方，天麻 15 g，菊花 15 g，钩藤 15 g，黄芩 10 g，牛膝 10 g，槐花 10 g。水煎取液，浸浴。黄柏知母生地黄方：吴茱萸 15 g，黄柏 15 g，知母 15 g，生地黄 15 g，牛膝 30 g，生牡蛎 30 g，生龙骨 30 g。水煎去渣取液，倒入盆内，浸洗足部 10～15 分钟，每日 1 次，7～14 日为 1 个疗程。

8. 足疗法：吴茱萸 15 g，黄柏 20 g，知母 20 g，生地黄 20 g，牛膝 20 g，生牡蛎 40 g，煎水取汁，浸洗足部。适用于阴虚阳亢型高血压。

9. 食用有降血压作用的食物：芹菜、荠菜、茼蒿、胡萝卜、莴笋、木耳、洋葱、醋、紫菜、蘑菇、西红柿、海参、大蒜、香菇、海带、柑橘、香蕉皮、山楂、苹果、大豆、绿茶、山药、枸杞子、冬瓜、羊肉、动物内脏，姜、葱、辣等，血脂过高者应禁食动物内脏、肥肉等高脂肪食物。

10. 推荐有降血压作用的中（成）药：天麻、菊花、钩藤、桑寄生、杜仲、牛膝、石决明、磁石、大定风珠丸、杞菊地黄丸等。

11. 生活细节上要忌怒、忌劳，忌高盐、高糖、高脂、酒、浓茶、咖啡，动物汤汁少吃，可吃含钾、钙的食物蔬菜、水果、牛奶、菌类食物，常测血压，如果脉压差大，补点蛋白质食物。并适当运动，如散步、快步行走。

三、病案举例

邓××，64 岁，患高血压至今 10 余年，常在生气后加重，出现头痛、头晕、头胀、口苦、口干，平日头晕耳鸣、眼花、腰膝酸软，舌红苔薄黄，脉弦数，血压 180/110 mmHg，辨为肝阳上亢之眩晕，治以疏肝理气，清泄肝火为先，以制上浮之肝阳肝火，佐滋养肝肾。投天麻、钩藤、石决明、黄芩、栀子、龙胆、丹参、牛膝、杜仲、桑寄生、生龙骨之类，待肝阳潜降再以平肝息风，益肾活血，通络降压，其药为天麻 15 g，钩藤 10 g，菊花 10 g，牛膝 10 g，杜仲 30 g，桑寄生 15 g，地龙 10 g，炒麦芽 10 g，川芎 10 g，栀子 6 g，草决明 30 g，生龙骨 30 g（先煎），磁石 30 g（先煎），丹参 30 g、豨莶草 30 g 等变化出入，配合“动静结合”“药食结合”“双心结合”半个月后，血压稳定在 150～140/90～85 mmHg，并再次要患者坚持以绿色自然调养为主，适当配合使用长效降血压西药，以再巩固。

四、编者按

老年人患高血压有两条途径来源，一是由中年期患有高血压迁延而来，二是老年人随年龄的增长，其自身动脉硬化弹性减弱，血管压力感受器敏感性减退所造成，《内经》曰“诸风掉眩，皆属于肝”和“髓海不足”这正是说明老年人年老体弱，肝肾不足，肝肾日衰，肝阳偏亢，而在这一发病过程中，多有肝气郁结，肝郁化热，肝风内动，上扰神明而眩晕；年高肾精亏乏，髓海不足，脑失濡养，也致眩晕，日久后与肾虚血瘀，瘀久阻络是分不开的，笔者素来喜用天麻、磁石、生龙骨平肝潜阳；钩藤、菊花、栀子、草决明清泄肝热，其中重用草决明通便泄热，降血压又降血脂；杜仲、桑寄生补益肝肾之阴以治其本，平衡阴阳；地龙、豨莶草通络降压；丹参、川芎、牛膝活血化瘀，改善肾周血液循环，引血下行，缓解肾动脉痉挛以降低血压；炒麦芽健脾护胃，全方共奏平肝息风，益肾活血，通络降压之功。

本例特点：选用重镇安神之磁石，磁石入肝肾，既能平肝潜阳，又能益肾补阴，所以对肝肾阴虚，肝阳偏亢之高血压、头晕、头痛、头胀、烦躁者，其疗效明显；再配石决明、草决明、龙骨平肝潜阳，用后降血压效果更理想，这就是前辈之精华，再配合“动静结合”“药食结合”“双心结合”持之以恒，互相配合，可事半功倍。

吾平时喜配合单方天麻内服，或水蛭、土鳖虫各等份，每次 1 g，每日 3 次内服，或用吴茱萸，川芎各半研粉敷脐；或按压劳宫穴 3～5 次/min，每日 2 次，辅助治疗，也有很好的降血压作用。

第三章 消化系统疾病

第一节 慢性胃炎

慢性胃炎是一种胃黏膜受到各种致病因素的侵害而发生的一种慢性非特异性炎症性疾病。亚健康人群常见，当步入中老年期后，胃肠功能开始减退，其中尤以胃肠蠕动功能减弱最为明显，加上其他因素，如饮酒、吸烟、精神紧张、焦虑、失眠、喜食过咸，或过甜，或过酸，或过辣，或过多香料的刺激性食物，损伤胃黏膜。老年人活动减少，饮食量减少，营养物来源不足、免疫功能低，都可以使老年人胃脘部不适，出现上腹饱胀，嗳气腹痛，乏力、反酸、烧心、恶心、呕吐、食欲不振，消化不良等，常病程缓慢，反复发作，缠绵难愈。并以肝胃不和，脾胃虚弱等表现为主要证侯群。

一、中医特色诊断

【望诊】中老年人慢性病容，面色萎黄，舌淡红，苔薄白。

【闻诊】嗳气频频，口气味重。

【问诊】有慢性胃炎病史、脘腹胀，时有灼热感，或两胁肋窜痛、吐酸、神疲乏力，饮食不敢多进，嗳气则舒，矢气也舒，便无规律，2～3 日 1 次，较硬。

【切诊】上腹饱满，有轻微压痛、无反跳痛，脉弦细。

【特殊检查】胃镜可帮助诊断，一般可见胃黏膜点状或条带状渗出，周围充血，水肿或糜烂病灶。

【辨证】辨为肝胃不和，脾胃虚弱。

二、中医特色治疗

【治疗原则】调和肝脾胃，健脾益气。

【绿色中药】柴胡 15 g，白芍 10～20 g，枳实 10 g，甘草 5 g，炒白术 15 g。

【加减用法】腹胀明显者，加香附、佛手；夹热者，加黄连、蒲公英；夹瘀者，加玄胡、三七、丹参；

夹食滞者，加炒麦芽、鸡内金；夹湿者，加厚朴、法半夏、砂仁；夹气虚者，加党参、黄芪；夹阴虚者，加沙参、石斛；大便稀者，枳壳易枳实。300 mL 左右开水冲服，每次 1 袋，每日 2 次，饭后温服。

【主方来源】摘自《伤寒论》之四逆散加炒白术。

【绿色药膳】

1. 香附煮猴头菇

1）原料：香附子 9 g，猴头菇 30 g，调料适量。

2）做法：将香附子去灰，煎熬成汤液，去渣后加入猴头菇再煮熟，加入调料即可。每日 1 剂，可长期食用。

3）功效：疏肝和胃，理气止痛，健脾消食。

2. 健胃茶

1）原料：徐长卿 4 g，麦冬、青梅叶、白芍各 3 g，生甘草 2 g，玫瑰花 1.5 g，绿茶 1.5 g。

2）做法：将上药共研为粗末，沸水冲泡。每日 1 剂，代茶饮，连服 3 个月为 1 个疗程。

3）功效：解郁疏肝，和胃止痛。

3. 养阴石斛粥

1）原料：石斛 12 g，玉竹 9 g，大枣 5 枚，粳米 60 g。

2）做法：用石斛 12 g，玉竹 9 g 水煎后去渣取汁，入大枣 5 枚和粳米 60 g同煮成粥服用。

3）功效：益胃生津、养阴清热。加减：亦可用鲜瘦羊肉 50～100 g，加适量大米或糯米同煮成粥，佐餐食之，适用于劳伤脾胃、虚劳里急之证。

【绿色自然疗法】

1. 穴位按摩：推荐穴位天枢（双）、四白（双）、足三里（双）、中脘、神阙、胃俞（双）、脾俞（双）、阿是穴，手法先泻后补。

2. 针刺：肝气犯胃取太冲、期门、中脘、内关、足三里；脾胃虚寒取脾俞、公孙、中脘、内关、足三里。实证用泻法，虚证用补法加灸，还可用温灸中脘，每日 1 次，10 次为 1 个疗程。

3. 灸法：实证者选中脘、梁门、足三里；虚证者选中脘、胃俞、脾俞、足三里、内关。每日用艾条施灸 1 次，每穴 3～5 壮，亦可用艾条悬灸，10 次为 1 个疗程。

4. 腰背部推按法：腰背部推按常规手法，以直推和分推为主，时间 3～5 分钟，然后重点治疗肝俞、脾俞、胃俞等穴位区，反复推按、抓提、捻转、分搓，时间 3～5 分钟。

5. 拔罐：先用闪火法在中脘穴拔罐 10 分钟，再同前法在双侧肝俞穴施罐，留罐 10 分钟。隔日 1 次，5 次为 1 个疗程，休息 1 周，再进行下 1 个疗程。可疏肝理气、和胃止痛。

6. 刮痧：取脾俞、胃俞、中脘、天枢、内关、足三里、手三里，肝气犯胃加太冲、期门、阳陵泉。

7. 揉按腹部：揉腹能促进血液循环，加强胃肠蠕动，改善消化功能和排泄功能，促进新陈代谢，疏通经络，行气止痛，脾胃虚弱者更宜。具体做法：两手重叠，左手在上，右手在下（女子反之），以肚脐为中心，顺时针方向按摩 100 次，再逆时针方向按摩 100 次，力量适中，腹痛剧烈者，不宜按摩，餐后不宜按摩，对调理脾胃有很好的保健作用；还可配合散步、太极拳等有氧运动，促使肠蠕动，刺激消化酶分泌。

8. 敲打脾经：可健脾、运化水谷、帮助消化，促进营养的吸收。做法：坐在凳子上，左脚踝关节压在右腿上，右手握空拳，沿足踝、小腿内侧中线到大腿内侧中线依次敲打，一直敲到大腿根部，用力适中，大腿部稍加点力，然后换腿，方法同前，每侧敲打 10 分钟，一般以上午 9～11 点为好（气血流注脾经），其他时间也可以。

9. 饮食调养尤为重要，宜选择易消化、无刺激性食物，尽量避免生、冷、硬，难以消化的食物，注意保暖，调节情绪，不能生气，忌烟酒，生活习惯规律化，少食多餐，多食冬瓜、西红柿、土豆、菠菜叶、小白菜、苹果、梨、香蕉、无花果、大豆、大枣、板栗、猪瘦肉、牛肉、鸡肉、牛奶、豆制品，常吃小米补养脾胃，推荐中成药，如香砂养胃丸、玄胡止痛散等。

三、病案举例

阳××，女，68岁，患浅表性胃炎10年，一旦心情不好，胃脘部胀满疼痛，牵涉两胁肋，嗳气频频，接连数十个，餐后更为明显胀痛，矢气则舒，伴有反酸、口苦、口干，神疲乏力，纳谷不敢多食，大便不规律，舌红、苔薄、脉弦细，西医诊断为“慢性浅表性胃炎、慢性胆囊炎”，中医属肝气犯胃，肝胃不和之“胃脘痛”“胁痛”“反酸”，治疗以疏肝理气，和胃止痛，取柴胡10 g，白芍10 g，枳壳15 g，甘草5 g，黄连5 g，木香10 g，佛手10 g，吴茱萸3 g，金钱草30 g，鸡内金15 g，7日后，脘胀、口干苦、反酸基本消退，但胃为中州之腑，主运化，而老年味觉器官、消化功能减弱，后期则应培土益气，以重建中州之不足，助其运化，取党参15 g，炒白术10 g，茯苓10 g，枳壳10 g，砂仁10 g（后下），柴胡3 g，白芍6 g，玄胡10 g，鸡内金15 g，木香3 g，黄连2 g，甘草5 g，结合“绿色自然调养”为期3个月为1个疗程，2个疗程可致康复。

四、编者按

慢性胃炎在中老年亚健康人群中普遍存在，甚至可谓是人人皆有，只是疼痛、饱胀轻重程度不一样，加之老年感觉器官不敏感，也可能没有疼痛症状，一般以上腹不适为多，也常与其他疾病并存，如胆囊炎，所以也就易被忽视，临床上并不见少。其发生原因多因肝气犯胃，脾胃虚弱，致中州运化受阻，“不通则痛”。《医学薪传》曰：“所痛之部……夫通则不痛，理也……中结者，使之旁达，亦通也。”今以四逆散之柴胡、白芍、枳实、甘草等，其特点是药味少，剂量轻，不燥不腻，不寒不热，既能理气导滞，又能疏肝解郁，故以柴胡升阳解郁泄热，增香附疏理气机，使之旁达，配白芍、甘草和营止痛，消导积滞的枳实以降浊，枳实配芍药，芍药配甘草，共同调理气血，舒缓筋脉，调和肝脾“亦通也”，不痛也。又投左金丸（吴萸、黄连）清泄肝火，和胃制酸。慢性胃炎，病程很长，日久不愈，必然会有“瘀”、有“虚”的存在，所以佐玄胡、丹参之类活血化瘀以助止痛之力；“虚”是老年疾病的一大病因，年老体弱，多病是其病根，因此当疼痛缓解后，“不荣则痛”，所以接下来，又以党参、白术、茯苓、砂仁益气健脾，行气暖胃，达到“荣则不痛”。并防肝木再犯脾土，致脾胃虚弱，正气更虚，无力抗拒病邪，“虚者助之使通”，所以又配木香、玄胡、厚朴之类，以行气止痛，枳壳易枳实，缓解破气之力；与金钱草理气利胆，金钱草有清肝胆之火，明显促进胆汁分泌，还可清利湿热之邪，抑菌、消炎，对并发胆囊炎效果非常好；鸡内金醒脾开胃，全方共奏疏肝理气，和胃止痛，健胃益气，扶正祛邪、邪去、正安，病乃康复。

中老年慢性胃炎，须抓住老年体弱多病、病程长，症状不典型，或症状轻微，或无症状，或其他疾病并存，如在治疗中老年人慢性胃炎时，须抓住老年人素体多虚，病程缠绵的生理特点和症状多轻微、不典型或无症状或常伴其他慢性疾病的病理特点，如还常伴有胆囊炎等多种慢性消化系统疾病，只有兼历了这些老年患者的特点，才能提高疗效。因此，临床上多注意，是提高疗效的重要部分。

另外还有一个体会，穴位搭配，疗效增强，例如天枢配足三里，中脘；天枢配四白，达到胃气当降、脾气当升的目的，使胃肠恢复通降功能，则胃脘胀痛会有明显止痛、止胀的作用，胀痛既消，胃炎也就痊愈。

第二节　慢性萎缩性胃炎

慢性萎缩性胃炎，多由慢性胃炎，即慢性浅表性胃炎迁延不愈演变而来，或因老年胃蠕动功能减退、上皮细胞更新速度减慢，血供减少，如是上皮细胞萎缩、壁细胞也出现不同程度的萎缩，胃黏膜上皮肠化生，同时低胃酸状态，有利于微生物在胃内寄生，老年又体弱，饮食减少，营养缺乏，气血亏虚，抵抗力下降，出现不自觉的上腹隐痛或剧痛，或饱胀，嗳气，进一步发展，出现贫血、消瘦、舌炎、舌萎缩、腹泻等严重症状，同时精神极度萎靡、神疲乏力，少气懒言，饮食无味等一系列气虚、血虚、血瘀阻络病变。

一、中医特色诊断

【望诊】中老年人，慢性痛苦病容，黏膜苍白，面色萎黄、无泽、消瘦、舌溃烂、舌萎缩、舌质淡、边有齿印、舌下静脉曲张、有瘀点。

【闻诊】未闻及特殊气味，语言低微。

【问诊】有慢性浅表性胃炎病史，上腹常有隐隐作痛、饥饿痛、喜温食、得食痛可减轻，嗳气则舒，有时吐酸、精神萎靡、神疲乏力、气短、舌痛、口淡无味、饮食不香、小便清、大便时干时溏或腹泻。

【切诊】脉细弱或沉细而涩，上腹有轻度深压痛。

【特殊检查】胃镜及活组织检查可见：胃黏膜层变薄，皱襞变平甚至消失，黏膜下血管透见。

【辨证】辨为气虚血瘀型。

二、中医特色治疗

【治疗原则】益气化瘀，活血止痛。

【绿色中药】太子参 9 g，炒白术 9 g，丹参 9 g，檀香 5 g，柴胡 6 g，赤芍 9 g，白芍 9 g，炙甘草 3 g，炒黄芩 9 g，徐长卿 15 g，白花蛇舌草 30 g，三棱10 g。

【加减用法】胃脘刺痛，加九香虫、刺猬皮；腹胀明显者，加炒枳壳、佛手；易饥者，加山药、炒扁豆；胃阴虚烧心者，加石斛、南沙参；纳差者，加炒谷芽、炒山楂、神曲；失眠者，加合欢皮、首乌藤；大便难者，山药重用；有肠上皮化生者，加白英。300 mL 左右开水冲服，每次 1 袋，每日 2 次，饭后温服。

【主方来源】摘自《和剂局方》之“四君子汤”，《伤寒论》之“四逆散”“芍药甘草汤”加减组成。

【绿色药膳】

1. 炒木须肉片

1）原料：黄花菜干品 20 g，黑木耳干品 10 g，猪瘦肉 60 g，植物油、细盐、黄酒、香葱各适量。

2）做法：黑木耳用温水浸泡发涨后，再用冷水浸没，备用。黄花菜浸泡片刻，滤干。猪肉切薄片，用刀背打松，加细盐、黄酒拌匀。植物油 2 匙，用中火烧热油，倒入肉片，炒 2 分钟，再倒入黑木耳、黄花菜同炒，加细盐、黄酒适量，炒出香味后，加淡肉汤或清汤半小碗，焖烧 8 分钟，撒上香葱即成。佐餐食用。

3）功效：适宜于胃痛兼有血瘀证候者。

2. 健胃茶

1）原料：陈皮 4.5 g，北沙参、化橘红、白芍各 3 g，生甘草 2 g，玫瑰 1

花、红茶各 1.5 g。

2）做法：上药共研为粗末，沸水冲泡。代茶频饮，每日 1 剂，连服 3 个月为 1 个疗程。

3）功效：健脾温中，疏肝活血。

【绿色自然疗法】

1. 特色针灸疗法：中脘、足三里（双）、合谷（双）、下脘、太冲（双）、内庭（双），自我按摩，每日 2 次，以补法为主，可灸中脘、足三里以温中止痛，或脾俞、胃俞艾灸以温补脾阳。

2. 拔罐：可选取脾俞、中脘、大椎、足三里进行补法轻拔治疗。先用半径3 cm的陶罐或玻璃罐用闪火吸拔在中脘穴上，5～10 分钟起罐；然后将罐吸拔在大椎穴及脾俞穴上，5～10 分钟后起罐；再将罐吸拔在足三里穴上，5～10 分钟后起罐。

3. 穴位方药疗法：白芥子、延胡索各 2 份，甘遂、细辛各 1 份，共研细末，然后用鲜生姜汁调和成膏状。取适量药膏放置在塑料薄膜上，用胶布固定在穴位上。取双侧足三里、中脘、天枢、脾俞、胃俞。在夏季三伏天开始贴，每隔 10 日贴 1 次，连贴 3 次，1 次贴 3～5 小时，若贴后局部有灼烧感或疼痛者，可提前取下。

4. 治胃脘虚寒疼痛方：香附米、高良姜各等量，蜂蜜适量。前 2 味混合研为细末，过筛后，加入蜂蜜适量调和，软坚适度，制成药饼 2 个备用。取药饼 2 个，分别贴于神阙穴、中脘穴上，盖以纱布，胶布固定。每日换药 1 次，10 日为 1 个疗程。

5. 合理饮食，改善营养状况，对提高机体的抗病能力起着重要的作用，吃易消化、易吸收的食物，少食多餐、寒温适宜，饮食均衡是基本原则，常以蔬菜、水果、温性食物，如大蒜、大米、小米、扁豆、枸杞子、山药、大枣、牛肉、韭菜、辣椒、胡萝卜、泥鳅、鲢鱼、蜂蜜、羊肉、虾，忌粗糙、硬物、寒性食物，如苦瓜、白萝卜、绿豆、梨、菠菜、苋菜、马齿苋、豆腐、黄瓜、西瓜、香蕉、蘑菇、田螺、鸭蛋。

6. 适当运动：太极拳、慢步走；用静坐的方法调节情志，两腿自然盘坐，双手放在大腿上，或仰卧，双手放中丹田（中脘穴），左手在下，右手放在左手上面（女相反），然后排除杂念，眼睛微闭，舌尖抵上颚，心中意念中丹田，每日 2 次，每次 30 分钟或 60 分钟，对脾胃虚弱的老年人，特别是阳气不足者坚持练习，可收到事半功倍之效果。

三、病案举例

陈××，男，70岁，胃脘胀痛，餐后明显，嗳气则舒，反复近20年，近来加重，消瘦，贫血面容，精神极差，神疲乏力，少气懒言，烧心，失眠，饮食少，大便不调，舌质淡暗，舌苔薄腻，脉细而涩。胃镜检查报告：慢性浅表性胃炎、慢性萎缩性胃炎。血常规显示：血红蛋白7.8 g/dL，证属气血亏，瘀阻胃络，治以太子参15 g、西洋参10 g，另包兑服，炒白术10 g，丹参10 g，柴胡6 g，赤白芍10 g，徐长卿15 g，炒黄芩10 g，炙甘草3 g，石斛10 g，佛手10 g，三棱10 g，仙鹤草30 g，白花蛇舌草30 g等药，益气化瘀、活血止痛、通络除胀，辨证治疗1个月，胀痛基本控制。然后以健脾养胃之太子参15 g，生黄芪15 g，丹参10 g，海螵蛸10 g，砂仁4 g，延胡索10 g，橘络6 g，鸡内金5 g，良姜5 g，再结合营养调理，气功静养，以善其后，追访半年，未再明显腹胀、腹痛，面色稍显红润，精神尚可，体重增加1.5 kg。

四、编者按

慢性萎缩性胃炎，与中医学里的“胃脘痛”“痞证”相似。该病因饮食不节、情志不和、劳倦内伤、老年体弱异常，导致肝、脾、胃同病，首先由肝气犯胃，脾失健运，胃失和降，不通则痛；气滞日久，累及血分，气血壅滞，致胃络瘀阻；日久不愈，水谷难化，精微乏源，营养失调，又致阴阳气血俱亏，虽然是肝、脾、胃同病，但在老年病中，又以脾胃不和、气虚血瘀为主的病理变化最为常见，同时又须注意脾宜健、肝宜疏、胃宜和的兼顾，才能发挥良好的治疗效果。所以选用太子参、西洋参、焦白术益气健脾，脾运得健，中气充足，气行则血行；以丹参、赤白芍凉血活血，和营通络，血流通畅，热无所依，同时还可改善胃黏膜血流量，减少充血、水肿；柴胡配黄芩疏肝解郁，调理脾胃气机升降平衡，并帮助脾胃运化，提供精微物质，充养全身，佐以刺猬皮、三棱加强化瘀止痛，以散结消肿痛。有时笔者仿前辈用香砂六君子汤加焦三仙、三棱、丹参治疗，其止痛效果尤为明显；白花蛇舌草、徐长卿、佛手消炎除胀、止痛；有时笔者加用仙鹤草以治气血虚弱之头晕乏力，并可杀灭幽门螺杆菌，全方共奏肝气舒、脾气健、胃气和、中洲健运、瘀热得清、胃黏膜萎缩得以改善，但多数患者免疫力低，建议可服灵芝孢子胶囊之类，以提高免疫力。

本病在治疗后期，也可早晚空服嚼枸杞子 10 g，在恢复期可以起到很好的扶正作用，据现代医学研究，枸杞子对免疫有促进和调节作用，故对部分萎缩性胃炎恶化的治疗提供了一种积极有效的途径。

第三节　消化性溃疡

消化性溃疡包括胃溃疡、十二指肠溃疡及食管下段溃疡，属中医学“胃脘痛”“嘈杂”等病范畴，多由亚健康者中壮年期饮食不节、饥饿失常、七情内伤延至老年期，加之年老，脾胃消化功能下降，生化之源不足，损伤中气，气血亏虚，寒温失调，疼痛感受能力减退，所以临床表现为起病缓慢，部位多局限于上腹部或偏左，或偏右，饥饿时明显，得食后可缓解，还有症状也不典型，疼痛无规律，食欲不振，或隐隐作痛，喜温喜按，腹胀嗳气、恶心、呕吐、贫血，甚至黑便等症状较为突出，在老年人群中是多发病，常又以脾（胃）气虚为多见，偶尔兼有气滞，痰滞，食滞，瘀滞。近年来其发病率有逐年增高的趋势。

一、中医特色诊断

【望诊】中老年患者，慢性贫血病容，体质较瘦，精神状态差，皮肤干枯，舌体小质淡，边齿印，苔薄白，大便浅黑色。

【闻诊】语声低，呼吸尚均匀，无特殊气味。

【问诊】上腹胀痛或隐隐作痛，时有恶心，喜温喜按，得食疼痛可减轻，伴嗳气时作，大便稀呈黑色，有慢性胃痛病史，但无规律性。

【切诊】上腹压痛，尤以右侧明显，脉沉细或细涩。

【特殊检查】胃镜检查显示大便隐血试验（+）。胃液分析：胃酸可正常或偏低，而十二指溃疡胃酸可明显增高。

【辨证】辨为脾胃虚寒，兼有气滞血瘀。

二、中医特色治疗

【治疗原则】甘温补养，益气散寒，理气和中，活血化瘀。

【绿色中药】黄芪 15 g，白芍 15 g，桂枝 10 g，炮姜 3 g，大枣 3 枚，丹参 10 g，檀香 3 g，香附 6 g，佛手 10 g，党参 15 g，炒白术 10 g。

【加减用法】黑便加三七、白及、炒地榆，以清热、凉血、止血；胃阴虚加沙参、麦冬、玉竹、生地黄养阴益胃；热象明显，加蒲公英、黄连以清热消炎；纳谷不香，加陈皮、鸡内金、砂仁、半夏以补气健脾，化湿和胃。300 mL左右开水冲服，每次 1 袋，每日 2 次，饭后温服。

【主方来源】摘自《金匮要略》黄芪建中汤加味。

【绿色药膳】

1. 猪肚小茴香首乌汤

1）原料：猪肚 1 个，炒小茴香 30 g，何首乌 60 g。

2）做法：将猪肚洗净，诸药用纱布袋包好扎口，一同放入沙锅内，加入水适量同煮，以猪肚熟烂为度。取出药料，猪肚连汤分 9 份。每日 3 次，每次服 1 份，12 个猪肚为 1 个疗程。

3）功效：补虚损、健脾胃。

2. 白及牛奶

1）原料：牛奶 250 g，蜂蜜 50 g，白及粉 6 g。

2）做法：将牛奶煮沸后，加入蜂蜜和白及粉。每日 1 剂，顿服。

3）功效：补虚益胃，收敛止血。

3. 山药养胃粥

1）原料：黄精 30 g，党参、黄芪各 15 g，山药 30 g，黑糯米 60 g。

2）做法：上药加糯米，加清水适量同煮粥，随量食用，适用于溃疡病属脾胃虚弱者。

3）功效：益胃生肌，行气止痛止血。

4. 六珍滋胃饮

1）原料：黄芪 15 g，肉桂 6 g，生姜 10 g，大枣 10 枚，白芍 12 g，饴糖 30 g，甘草 3 g。

2）做法：上药共煎水取汁，加入饴糖 30 g 溶化，分 3~4 次饮用。

3）功效：功效健脾益胃，缓急止痛。

【绿色自然疗法】

1. 特色针灸疗法：神阙、内关（双）、合谷（双）、胃俞（双）、下脘、中脘、肝俞（双）、脾俞、足三里（双）、气海、肾俞（双）各 3～5 分钟，按摩以补法，或温灸：中脘、胃俞、脾俞、足三里、肾俞穴，每日 1 次。

2. 艾柱隔盐灸：食盐、艾柱各适量。取食盐研细后经锅炒制备用，将食盐铺匀于神阙穴，厚约 0.3 cm，直径 2～3 cm，上置艾柱，点燃施灸，待燃至局部有温热感时，即用汤匙压灭其火。根据病情每次施灸 1～5 壮。

3. 足浴方：荜茇 15 g，丁香 15 g，肉桂 15 g，玄胡 15 g，吴茱萸 15 g，艾叶 10 g，乳香 12 g，没药 12 g，煎水取汁。适用于虚寒性溃疡胃痛者。配合穴位按摩，先在胃脘部进行顺时针、逆时针的环行按摩各 200 次，而后重点揉擦中脘、气海、天枢等穴。

4. 规律作息，保持良好心态，畅情志。治养结合，少食多餐，定时定量，易消化，适寒温，免刺激，以温性食物为宜，如韭菜、葱、蒜、姜、胡椒、南瓜、芫荽、刀豆、大枣、龙眼肉、核桃仁、杏、桃、小茴香、火腿、狗肉、花椒、羊肉、猪肚、鸡肉、虾、鳝鱼、猪肝，等等。

5. 劳逸结合，适当运动，可选择太极拳、八段锦、散步、音乐、气功等，对恢复体质、增强体质、提高抗病能力、战胜疾病都会起到很好的辅助治疗作用。

6. 自我点按脾经，主要穴位血海、阴陵泉、三阴交、太白等，帮助健脾益气养胃。

三、病案举例

李××，女，66 岁，10 年前，诊断为十二指肠球部溃疡，间断服药，时好时坏，近来每次进餐后上腹不适感明显，时而隐痛，持续 1～2 小时，用手揉按则舒，伴有嗳气、腹胀、饥则痛，晚上明显，反酸，全身乏力，便带黑色，舌质略淡，苔白，脉虚弱或迟缓，近来胃镜检查、十二指肠球部溃疡（活动期）、幽门螺杆菌检测为阳性，大便隐血试验（+），辨证为该患者由于中年饮食不节，损伤中焦脾胃，胃失受纳，脾失健运，脾胃久虚，气损及阳，气血亏虚，寒凝气滞，气不行则血不行，久而血滞，取黄芪、党参、白术补脾益气；配桂枝、炮姜温中散寒，佐砂仁、佛手、香附、柴胡行气止痛；丹参、三七、活血化瘀、止血，海螵蛸制酸止痛，结合临床，分辨寒热虚实变化用药，同时重在要求患者七分调养，营养搭配，以温性食物为主，进行“治养结合”半年，基本恢复，建议长期调养，以资巩固。

四、编者按

消化性溃疡是中青年人的多发病，更是老年人的常见病。一方面是其亚健康自中青年迁延而至，另一方面，与老年肠胃功能减退、消化酶分泌缺乏，而胃酸分泌过多，损伤胃黏膜的生理特点有关，正如《脾胃论》曰“夫饮食不节，胃既病，则脾无所禀受，脾亦从而病焉”；脾胃气虚日久，进而气损及阳，则形成脾胃虚寒之症；或先天禀赋不足，素体阳气亏损，中焦失于温养，日久致脾胃虚寒，脾胃一旦出现虚寒，则运化不及，气血升降乏源，脏腑失于濡养，胃络失养则“不荣则痛”，脾胃升降失调气滞不行，壅阻中焦，胃络不通则痛；当胃失受纳，脾失运化，食难消化，又形成食滞；当阳气亏虚，血行缓慢，瘀阻络脉，形成血滞，所以笔者仿《金匮要略》黄芪建中汤温中补虚，配党参、白术、大枣益气健脾，与黄芪配合，更助温补脾胃，益气生血；白芍入脾经，与甘草同用缓急止痛；桂枝温通经脉，散寒，还可温阳化气，调和气血；香附、砂仁、佛手理气除胀；海螵蛸制酸，保护胃黏膜、生肌；丹参、延胡索、三七、白芍养血化瘀止痛，增加胃黏膜血流量，增加溃疡局部营养，活血生肌，促使溃疡面愈合；吾常用仙鹤草以止血、抗感染、抗幽门螺杆菌和修复黏膜再生。

消化性溃疡，一般病程长，特别是老年人，正气虚弱，脾胃消化功能薄弱的情况下，绿色自然调养非常重要，除上面提到的方法之外，再推荐海螵蛸 5 g，砂仁 2 g，共研细末，在早、中、晚三餐之前，用温开水送服，或用猪肚 1 个，洗净，加大枣 50 g，墨鱼 50 g（不去骨），炖食，偏寒者再加胡椒 30 粒，同炖分次吃猪肚、喝汤，可起到以脏补脏、温中散寒、补虚的保健作用，效果很好，可大胆食之。

第四节　便秘

便秘是临床上常见病、多发病，主要病症是排大便困难，粪便多呈硬块状，数块凝结成球状，或初硬后软；也有便软，而排便时间延长；排便间隔时间少则 2 日，多则 3～4 日 1 次，长期如此，易造成患者心理紧张。

本病任何年龄均可发生（包括亚健康人群），但在老年人群中最为多见，由于老年人年高体衰，脾的运化功能减退，水谷精微输入失司，气血不足，津枯燥结，糟粕积滞于肠道，无力传送体外，久则由脾及肾，肾主五液，波及下焦精血，以致真阴真阳气机受损，不能再生化津液，滋润肠道，从而津血亏虚，脾肾阳虚，开阖失利，给老年人带来便秘的困难。

一、中医特色诊断

【望诊】老年人，慢性病容，面色少华，精神欠佳，舌淡苔白。

【闻诊】便臭难闻

【问诊】神疲气怯，努挣乏力，难排出大便，或大便呈羊屎状，数日 1 次，伴有怕冷，腰膝酸软，饮食不多，也不敢多吃。有便秘病史。

【切诊】脉虚弦，或弱，腹部触诊比较硬，腹肌紧张，左下腹可触及条状物，且硬。

【特殊检查】腹部 B 超、腹部体格检查可有助于确诊。

【辨证】辨为脾虚气弱，精血亏损之脾肾津枯便秘。

二、中医特色治疗

【治疗原则】扶脾益肾，润肠通便。

【绿色中药】炙黄芪 10～15 g，生白术 15～20 g，肉苁蓉 15～30 g，杏仁 10 g，郁李仁 10 g，淫羊藿 10～15 g，何首乌 15 g，桑椹 15 g，枳壳 10 g，紫菀 15～30 g。

【加减用法】气虚加人参；血虚加当归；血瘀合并冠心病加桃仁、丹参、瓜蒌、薤白化瘀降浊；头晕加枸杞子、牛膝补益肝肾；两胁肋胀痛、嗳气，加佛手，柔肝理气；口苦、舌苔黄者，加炒莱菔子以通腑、导滞；高血压、高血脂者加草决明、山楂、绞股蓝降血脂、降血压。300 mL 左右开水冲服，每次 1 袋，每日 2 次，饭后温服。

【绿色药膳】宜服食益气润肠、清淡易消化的食物。

1. 黄芪苏麻粥

1）原料：黄芪 10 g，紫紫苏子 50 g，火麻仁 50 g，粳米 250 g。

2）做法：将黄芪、紫苏子、火麻仁洗净，烘干，打成细末，倒入300 mL

温水，用力搅匀，待粗粒下沉时，取上层药汁备用。洗净粳米，以药汁煮粥。

3）功效：益气润肠通便。

2. 芪香蜜膏

1）原料：黄芪 300 g，木香 45 g，蜂蜜适量。

2）做法：将黄芪、木香洗净，加适量水煎煮。每 30 分钟取汁液一次，加水再煎，共取煎液 2 次，合并煎液，再以小火煎熬浓缩，至较黏稠时，加蜂蜜一倍，至沸停火，待冷装瓶备用。每次 1 汤匙，以沸水冲化，每日 2 次。

3）功效：补虚行气通便。

【绿色自然疗法】

1. 特色针灸治疗：取合谷（双）、足三里（双）、丰隆（双）、天枢（双）、支沟（双）、长强等，自我按摩，以平补平泻，每日 2 次。

2. 耳针：选脾、大肠、胃、直肠下段，用探针或火柴头探寻耳穴敏感点，后用菜籽置于敏感点上，以手按揉 3～5 分钟，出现酸胀或疼痛感后用胶布固定菜籽，每日按压菜籽 3～5 分钟，每次保留 3 日，15 日为 1 个疗程。

3. 温针法：取双天枢穴，每穴温针灸 4 艾段，每段艾长 2.5 cm，约 30 分钟后起针，针后约 30 分钟排便，每日 1 次，10 次为 1 个疗程。

4. 灸法：取穴大肠俞、天枢、脾俞、足三里。气血两虚者加气海、胃俞。每日施灸 1～2 次，每穴 3～5 壮。可用艾悬灸，10 次为 1 个疗程。

5. 发泡疗法：主穴神阙、天枢、大肠俞。配穴足三里、支沟、气海。药物：巴萸桂饼天灸，巴豆 2 g，吴茱萸 6 g，肉桂 3 g，生姜汁少许。前三味混合研为细末，与姜汁调和如泥膏，制成 3 个小圆饼。将药放于火上烘干，分别敷贴于穴位上。揭出药后局部出现小水疱，仅需涂以紫药水，任其自行吸收。

6. 推拿按摩法：取腹部及诸穴、腰背部及诸穴，随症加穴点。腹部操作：取中脘、天枢、大横、关元等穴，常用一指禅推法、摩法。以轻快的一指禅法在中脘、天枢、大横治疗，每穴约 1 分钟，然后以逆时针方向摩腹约 8 分钟。

7. 刮痧：取穴大椎、膏肓、神堂、关元、支沟、足三里等，气血亏虚加脾俞、胃俞。

8. 膏药贴敷法：当归承气膏，当归 30 g，大黄 15 g，芒硝 10 g，甘草 10 g。上药共研细末，加水适量熬成膏，取药膏适量，摊布在蜡纸或纱布上，将其贴于肚脐眼上，胶布固定。

9. 熏洗疗法：槐花洗浴方，槐花 30～50 g，加水煎煮，取液，熏洗肛门。

10. 脐疗法：大黄通便散，大黄、玄明粉、生地黄、当归、枳实各 2 份，厚朴、陈皮各 1 份。上药共研细末，以适量芝麻油调敷脐部，外以纱布覆盖，胶布固定。

11. 练腹式呼吸，可改善便秘，具体方法为：仰卧床上，松开腰带，放松肢体，思想集中，排除杂念，由鼻慢慢吸气，鼓起肚皮并提肛，每次坚持 10～15秒，再徐徐呼出，使下腹压缩呈凹状，此时不再提肛，每分钟呼吸 4 次。但初期练腹式深呼吸时，要防止出现胸闷、气短、呼吸不畅、憋气现象，呼气与吸气时间不要随意延长，以免发生呼吸性酸中毒或碱中毒的不良后果。

12. 高电位治疗，观察 30 例，显效 20 例，有效 8 例，无效 2 例，总有效率 94%。其有效率，与笔者所在的体检中心数据相吻合。

13. 养成每日排便习惯，蹲一蹲厕所，平日快步走，或按摩天枢穴都可促进排便，或平日多吃蔬菜水果，富含膳食纤维的食物，如苹果、猕猴桃、胡萝卜、绿色蔬菜、海带、木耳、牛奶，早晨喝 200 mL 弱碱性水，或吃果胶、粗杂粮等均有助于保持大便通畅。

三、病案举例

丁××，男，66 岁，患便秘有 6 年，常自取麻子仁丸、济川煎丸、四磨汤、香蕉、蜂糖之类，一时可以缓解，但终究还是不能彻底解决排大便的苦恼，加之患有冠心病，心里紧张，大便干结如羊屎，3～4 日一次，服用上述单方便软，但也难出，并伴有胸闷、心悸、头晕耳鸣、腰酸腿软、饮食无味，也不敢多吃，舌质淡暗，苔薄白，脉细弱。中医辨证为脾虚气弱，下焦精血亏损之津枯便秘，治以扶脾滋肾、润肠通便、化瘀通脉。取药炙黄芪 20 g，党参 15 g，生白术 15 g，何首乌 15 g，肉苁蓉 15 g，当归 15 g，桃仁 10 g，丹参 15 g，瓜蒌 15 g，枸杞子 15 g，薤白 10 g，山楂 15 g，若无特殊表现，建议每月 3～5 剂，改善生活、饮食，坚持做复式呼吸，追访 3 个月，大便一直正常，后以紫菀 15～30 g，泡茶饮之，以巩固病情。

四、编者按

便秘是大便闭结不能，排便时间延长，或欲大便而艰涩不畅的一种病症，与现代医学的结肠、直肠功能紊乱有关。《内经》曰“水谷者，常并居于胃中，成糟粕而俱下于大肠”“大肠者，传导之官，变化出焉”。便秘者，常与其他疾病并存，这是与大肠传导功能紊乱有关，病在大肠，以通为顺，但与肺、脾、肾、肝关系密切。在老年人群中，又以脾、肾、气、血关系更为密切，因为老年人脏腑功能，随着年龄的增长，其功能随之减退，脾虚则饮食减少，运化迟缓，难以运化精微物质，化生气血，气血不足，无力推动运化，致糟粕停滞于肠内，便难排出；日久脾病及肾，涉及下焦肝肾，当传及肝，肝失疏泄，气机郁滞，升降失司；传及肾，精血受损，肾主五液，肾虚精亏，肠道干涩难行，阳气不能鼓舞，阴液不能输布，湿热糟粕壅滞肠道，传导无力，升降气机也失灵，故大便干结难下，笔者取黄芪、党参、白术益气健脾，以鼓中阳之气，据现代医学研究，白术能增强肠道分泌物，又能增强胃肠蠕动功能，配伍肉苁蓉、何首乌、桑椹、枸杞子益肾补精血、滋润肠道；当归养血润燥、增液；郁李仁、桃仁润肠通便，枳壳理中焦肠胃之气，推动肠中糟粕下行；桃仁、丹参活血化瘀改善微循环及心肌缺血，特别是丹参，有扩张冠状动脉，增加冠状动脉血流量，能提高耐氧能力，对缺氧心肌有保护作用；全方共奏脾健运，肾气旺，气血充，津液盛，肠道润，便可通之效。

笔者也曾用大剂的生白术、白芍、炒莱菔子 30 g，对肝脾不和，食积滞之大便秘结者，用之也理想；在上焦肺为疾病中，出现大便干结难下者，不用泻下通便，只用紫菀 30 g 一味，也可起到事半功倍之效。

第五节　慢性腹泻

腹泻是指排便次数增多，粪便稀薄，甚至泻出如水样便，或夹有黏液，但无里急后重，无脓血样便，也不具规律，白天可泄，晚上亦泄。或快到天亮即泄。其主要原因是老年体弱，脾胃功能减退，导致脾气虚，脾阳虚；脾主升、主运化，阳气不足，湿邪内生，便成泄泻，而脾阳与肾阳关系密切，水谷的消化，必依赖命门之火，老年人出现命门火衰，命门火衰则脾阳更不能腐熟水谷，也引起泄泻。

一、中医特色诊断

【望诊】中老年人群，慢性病容，面色少华，或萎靡少神，黏膜可能淡白，舌淡苔薄白。

【闻诊】便臭或酸臭。

【问诊】有慢性泄泻病史，大便时溏时稀，水谷不化，食后腹胀，神疲乏力，或晨泻，泻后则安，畏寒肢冷，腰膝酸软，小便清长。

【切诊】脉沉细或细弱，腹软平坦。

【特殊检查】大便镜检，无特殊发现，但可见少许白细胞。

【辨证】由于先饮食不节伤及脾阳，继则年老体衰，命门火不足，均致脾肾虚弱，不能腐熟水谷而致泄泻。

二、中医特色治疗

【治疗原则】温补脾肾以止泻。

【绿色中药】党参 15～30 g，炒白术 10～15 g，茯苓 10 g，炒扁豆 10 g，山药 30 g，薏苡仁 15 g，砂仁 6 g，桔梗 6 g，甘草 5 g，四神丸。

【加减用法】300 mL 左右开水冲服，每次 1 袋，每日 2 次，饭后温服。

【主方来源】摘自《太平惠民和剂局方》之“参苓白术散”和《内科摘要》之“四神丸”组合方。

【绿色药膳】

1. 四神腰花

1）原料：猪腰子（羊腰子亦可）1 对，补骨脂 10 g，肉豆蔻 10 g，花椒 10 g，大料 10 g，食盐少许。

2）做法：将猪腰子筋膜臊腺去掉，切块划细花，与其余四味加水适量，煎煮半小时，再放食盐少许，煮 10 分钟，吃腰花不喝汤。

3）功效：温肾壮阳，补脾止泻。

2. 芡实点心

1）原料：芡实、莲子、山药、白扁豆各等份，白糖适量。

2）做法：将上四味共磨成细粉，加白糖蒸熟作点心吃。每次食 50～100 g，连食数日。

3）功效：补肾温脾，固涩止泻。

3. 补骨脂肉豆蔻煮鸡蛋

1）原料：补骨脂 15 g，肉豆蔻 30 g，鸡蛋 3 枚。

2）做法：鸡蛋 3 枚先用清水煮一沸，打破外皮，与补骨脂 15 g、肉豆蔻 30 g 同煮 15 分钟，趁热将鸡蛋一次吃完。

3）功效：温肾暖脾、固肠止泻。加减：脾胃虚弱者可服用黄芪山药莲子粥、参枣米饭、八宝饭、茯苓饼等。肝气乘脾导致的腹泻，可用佛手、茉莉花煮鸡蛋，功能疏肝理气，醒脾固肠。

【绿色自然疗法】

1. 特色针灸疗法：足三里（双）、三阴交（双）、下巨虚（双）、阴陵泉（双）、下脘、长强，手法平补平泻。

2. 艾灸疗法：脾胃虚弱选足三里、隐白、天枢、中脘；肾阳虚衰选然谷、气海、足三里、隐白、肾俞、脾俞、中脘。局部行回旋灸，每个穴位 15～30 分钟。

3. 刮痧疗法：部位：脾俞、胃俞、大肠俞、次髎（左边）、下脘、关元、气海、足三里。肾气虚加肾俞、命门。

4. 拔罐：部位为膀胱经两侧脏腑俞穴。先在背部膀胱经部位拔火罐，然后沿循经路线上走罐 2～3 次，至皮肤充血发红即可。每日 1 次，10 次为 1 个疗程，疗程间隔 5 日。

5. 敷脐疗法：四神丸，肉豆蔻、五味子各 60 g，补骨脂 120 g，吴茱萸 30 g，共研细末备用。每次取药末 30 g 装入纱布内，覆盖在肚脐上用布带束腰固定，3 日 1 次。

6. 炮姜附子方：炮姜、附子、益智、丁香各等份。上药烘干，共研细末，过筛，药末用水或鲜生姜汁调为糊状，敷满脐，外敷纱布，然后用热水袋蒸脐，冷后更换。每次 40 分钟，每日 1～2 次。

7. 熏洗疗法：胡椒、透骨草各 9 g，艾叶 150 g。将上药煮水，熏洗双足并泡脚。每次 30～60 分钟，每日 3 次。

8. 适当运动，以散步为主，每日 30 分钟，每周 3～5 次，同时按摩大鱼际（双），促进体内新陈代谢，改善胃肠功能，提高免疫力。

9. 自我按摩腹部的中脘穴、足三里（双），以示指或中指指尖，按顺时针方向对每个穴位按摩 50 次，可起到补脾益气和温中的作用，或脾俞、胃俞、关元以温补、先后天阳气。

10. 特别注意寒温适宜，忌生冷及刺激性食物和精神方面的刺激，饮食宜选择温性食品为宜，如小米、大米、小麦、玉米、大枣、芫荽、韭菜、葱蒜、生姜、小茴、龙眼肉、核桃、黑芝麻、黑米、黑豆、鸡肉、羊肉、牛肉，等等。高粱具有养肝益胃，收敛止泻的效果，尤对慢性腹泻者，坚持服一段时间会有很好的功效。还可用生姜来炖羊肉，或早服健脾糕（党参、白术、山药、莲子、扁豆、茯苓、薏苡仁、芡实各 50 g 的效果研末做成糕），下午 5 点后服“金匮肾气丸”以双补脾肾，达到脾气健运，命门火旺，泄泻正常。

三、病案举例

房××，男，65 岁，患腹泻一年来，腹痛即泻，泻后痛安，早晨明显，白天次之，一般为稀溏便，无脓血便，伴有神疲乏力，饮食无味，四肢欠温，腰膝酸软，性功能低下，颜面少华，舌质淡，苔薄白，脉沉细而弱。曾服过中药、西药，时好时坏，昨天不小心喝了杯冷饮料，腹泻加重，而来笔者诊室，问及素来体质差，脾肾功能日日减退，加之喝过冷饮，更损脾阳，命门火已衰而致泄泻，投党参 20 g，炒白术 10 g，茯苓 10 g，薏苡仁 10 g，炒扁豆12 g，山药 20 g，砂仁 6 g，陈皮 6 g，桔梗 3 g 煎汤，送服四神丸（补骨脂、五味子、吴茱萸、煨肉蔻）10 g，3 日后，腹泻未减，并出现口干、口苦、心烦、下腹疼痛明显，泻后痛安，此乃湿滞化热，热扰心脾，故口苦、口干、心烦；肝木犯脾胃，则腹痛明显，泻后痛安，因此原方加黄连 10 g、木香10 g，清热化湿，行气止痛，煎汤送服四神丸 6 g，4 日后，症状基本缓解，开始进入绿色自然调养阶段，并要求患者，取代温灸膏贴中脘穴、命门穴，以温补脾肾，鼓舞阳气，使脾胃升降正常，命门之火恢复，追访半年，再未发生腹泻。

四、编者按

慢性腹泻，属中医学里的“泄泻”“五更泻”之范畴。引起泄泻的原因比较复杂，但“湿”是致病的主要因素，而其病位在脾、大肠、胃、肾，其病机为老年人脾胃虚弱，不能正常腐熟水谷化生精微物质，反生为“湿”，湿不去，则生泄泻，正如《难经》曰“湿多成五泄”。所以以党参、白术、茯苓、薏苡仁、扁豆、山药益气健脾利湿，使脾健运，截住生“湿”之源，去其病因；其病机二，为肾虚、命门火衰，也是老年人常见的病理变化，导致患者功能衰退、衰老等，既然命门火衰，则脾阳受到影响，而不能腐熟水谷，古人曰“肾为胃之关，开窍二阴，所以二便之开闭，皆为肾脏所主，今命阳不足，关闭不密，于是大便下泄”。所以作者取补骨脂、五味子、肉豆蔻、吴茱萸来温补命门之火，以温运脾阳，涩肠止泻；在肠中之湿滞留而不去，停滞日久化热，热极生风，致肝木克脾土，出现口干、口苦、心烦，故后来加用黄连清热化湿，木香行气止痛；黄连配吴茱萸清热泻肝木之火，以抑木泻热，平衡脾胃之阳气不衰、泄泻得止。

为了巩固疗效，笔者配用“绿色自然调养”，其中以代温灸膏贴敷中脘、命门穴，以及金匮肾气丸。目的都是温补脾肾之阳，防命门火不足，所以全方共奏温补命门以生土，抑木暖脾，固肠以止泻之功，妙不可言。

第六节　肝硬化

肝硬化是一种以各种致病因素，持久反复作用于肝组织，引起肝细胞变性、坏死和再生，纤维组织增生，变硬的一系列慢性全身性疾病。其发病原因是多种的，如病毒、化学、寄生虫……肝炎后肝硬化，乙型病毒性肝炎（简称乙肝）引起的肝硬化，酒精性肝硬化等病，病机复杂，病程长，有可能恶变，男性多于女性，中医学多认为是饮食不节、饮酒过多、房劳伤肾、禀赋不足、后天失养，致肝、脾、肾、气、血、水、三焦失职，所以才出现一系列的慢性全身性衰弱病变，常表现腹胀如臌，腹壁血管怒张，胸胁胀满不适，或刺痛、头晕、腰膝酸软、饮食减少、纳呆、神疲乏力、精神不振、少气懒言、面色暗黑、鼻衄、牙龈出血，甚至便血、唇干舌燥，或五心烦热、失眠多梦、尿少、大便不调、舌质暗淡或花剥苔、舌下瘀点，或静脉曲张，脉弦细涩或细数。

一、中医特色诊断

【望诊】中老年人，慢性痛苦病容，面色黯黑或暗淡无华、少华、腹胀大如臌，腹壁静脉怒张，颈部散在性蜘蛛痣，肝掌、消瘦、舌暗淡，舌下瘀点。

【闻诊】语声低微，可闻及口臭气味。

【问诊】有慢性肝炎病史，腹胀满不适，有时胁肋胀痛或刺痛，神疲乏力，精神不振，少气懒言、纳呆、心烦、失眠多梦、唇干舌燥、尿少、大便不调。

【切诊】脉弦细涩，切腹，腹胀大、肝脾触及不满意。

【特殊检查】肝功能、B超、CT可帮助诊断。

【辨证】辨为肝脾受损，气、血、水失调，上、中、下三焦失司。

二、中医特色治疗

【治疗原则】宽中理气，除胀利水，益气养血，调补肝、脾、肾。

【绿色中药】

方1：沉香10 g，桂枝10 g，紫苏子10 g，大腹皮10 g，郁金10 g，茵陈30 g，通草15 g，厚朴10 g，大黄10 g（后下），丹参30 g，白茅根15 g，车前子10 g（包煎），藿香10 g。

方2：王不留行30 g，通草60～100 g，白茅根60 g，丝瓜络20 g，茵陈40 g，车前子30 g。

方3：太子参30 g，黄芪30 g，白术30 g，丹参30 g，郁金10 g，厚朴10 g，枳壳10 g，熟大黄5 g，紫河车15 g，桅子10 g，连翘10 g，胡黄连10 g。

方4：党参50 g，山药50 g，黄精50 g，何首乌50 g，桑椹50 g。

用法：水煎服，每日1剂，肠胀气选方1，消腹水选方2、方3，先将方2加水适量，煮30分钟，取汁，用方2药汁，再煮方3，50分钟，取汁分2次服，每日1剂；肝脾大用方4，补气养血之品，另佐和中消食之药，治肝下垂之药，去湿化痰，利胆散结，益气化瘀之类。

【组方分析】方1：沉香、腹皮、藿香理气除胀；通草，白茅根，车前子利水消胀；大黄泻下，使浊气下泄而胀除；茵陈、丹参、郁金利胆除胀；桂枝、紫苏子温中降气除胀；厚朴辛温导气除胀。

方2、方3：王不留行，丝瓜络，通草通络利水；白茅根，车前子利水消肿；茵陈，郁金，桅子利胆退黄；太子参，白术益气利水；厚朴，枳壳，大黄消除胀气通大便；胡黄连，连翘，紫河车解毒抗病毒以恢复肝功能；丹参能活血补血以消肝脾大。

方4：大补气血，协调肝脾肾以治其本。

【主方来源】来自民间。

【绿色药膳】

1. 墨鱼黑豆汤

1）原料：墨鱼 1 条（约 1000 g），黑豆 500 g，甘草 20 g，黄酒、白糖、盐各适量。

2）做法：墨鱼活杀，去鳞、鳃、内脏，留肝，洗净切块。黑豆洗净，以冷水浸没于大烧锅内，约半小时。先用旺火将黑豆汤烧开，改用小火煮 1 小时，倒鱼块，加甘草、黄酒 1 匙，白糖 4 匙。继续慢煨 1 小时，至鱼、豆均熟烂时离火，挑出甘草渣。每次 1 小碗，每日 3 次，空腹当点心吃，分 5～6 日吃完。

3）功效：益肝肾、健脾胃、消肿毒。

2. 甲鱼槟榔汤

1）原料：甲鱼 1 只，槟榔 2 g。

2）做法：甲鱼去头及肠脏，加槟榔及大蒜适量共煮熟，食肉饮汤，连服数日。

3）功效：滋阴清热，破气行水。

4）加减运用：大叶紫珠煮鸡蛋、山药莲子甲鱼汤可作为肝脾血瘀型患者的常用膳食，脾肾虚者宜服用狗肉米粥和羊肉商陆羹。麦冬、生地黄、鲜藕汁组成的三味饮，赤小豆炖青头鸭汤，功能滋补肝肾、凉血化瘀，适宜于肝肾阴虚，气滞血瘀者日常服用。

【绿色自然疗法】

1. 特色针灸疗法：水道（双）、足三里（双），阴陵泉（双），行间（双），期间（双），阿是穴，依病情选手法。

2. 肝脏病变者，避五毒、养五气、少思虑，养心气，莫生气，养肝气，薄滋味，养胃气，少说话，养肺气，忌房事，养肾气。五气旺盛，则精足气充，血旺，病何以安存乎？则人体自然健康，还要增强户外活动，八段锦为宜，以达到舒筋活络，强身健体的目的，腹水明显者，宜卧床休息，避免过劳伤神。

3. 在食欲下降或者呕吐、腹泻时，要及时补钾，如饮用鲜黄瓜汁、苹果汁等，避免发生低钾性碱中毒而导致肝性脑病，同时适当补充维生素和益生菌，如维生素 C、维生素 B_2、维生素 K 和嗜酸乳杆菌等，稳定机体内环境，除非有明显出血，否则不宜补充铁剂。

4. 尽量避免使用镇静安眠类的药物，避免由此直接引发肝性脑病。忌烟、酒，忌劳累，宜多卧床休息，保持情绪稳定，心态积极乐观。

5. 肝脏疾病患者，宜忌硬物、刺激性食物，烟、酒、辛辣、生冷，以免刺破胃底静脉破裂，造成大出血，一般选用宜清淡、低盐，或无盐、低脂，多吃优质蛋白、鸡蛋、奶制品、瘦肉及不寒不热的食品，如大米、黄豆、红小豆、黑豆、白扁豆、玉米、高粱、花生、胡萝卜、白菜、莲子、芝麻、猪肉、鲫鱼、鸽蛋、芡实、牛奶之类，建议多进葡萄糖，以补充肝糖原，增加抗病能力，是保护肝细胞首选之物。

三、病案举例

陈××，男，38 岁，1996 年 7 月 22 日初诊。

有肝炎病史 5 年，现症见：腹胀大如臌，全身苍黄，痛苦面容，四肢消瘦，神疲乏力，饮食少，少气懒言，尿短少色黄，大便干，舌质淡，苔微黄腻，舌下瘀斑，脉弦无力，B 超示：肝大 1 cm，脾厚大增厚 3 cm，轻度腹水。肝功能：谷丙转氨酶 187 U，谷草转氨酶 97 U，血清总蛋白 40.1 g/L，白蛋白 33 g/L，球蛋白 40.1 g/L。按上方给予方 1，2 剂，水煎服。

7 月 24 日，二诊。给患者方 2、方 3 各 2 剂，先取方 2 药汁去煎方 3 药，取药汁 200～300 mL，分 3 次服，每日 1 剂。

7 月 26 日，三诊。腹胀明显缓解，腹软，肝触及于右肋缘下 0.5 cm 质硬，脾可触及于左肋缘下 2 cm，质硬，按照这个方法，交替用药 1 周，腹水基本消退，马上投用方 4 以恢复正气，调理 30 日，基本康复。

四、编者按

《素问·腹冲论》曰“病有心腹满，旦食则不能暮食……名为臌胀”，指的就是现代医学肝硬化。肝硬化是一种由多种原因长期或反复引起肝细胞，弥漫性肝损害为主的慢性全身性疾病，早期轻度消化不良，或脾大，乏力，到晚期出现腹胀腹水，腹痛、蜘蛛痣，肝掌，黏膜出血，轻度黄疸，消瘦等病症，属难治性疾病，一般方法无济于事，而运用特殊的治疗方案，近期疗效确实满意，但远期疗效较差。在中医上肝硬化可以分为“气臌”和“水臌”，笔者观察为：气臌胀大以脐周上下为主，扣之声音呈鼓音；水鼓则两侧为主，叩诊以浊为指征，呈蛙形腹为特征，可以用于区分。

肝硬化在病因病机上主要由七情抑郁，劳倦内伤，饮食失常，恣意酗酒，或房事无度，引起湿热内蕴，肝脾两伤，继则伤及下焦肾；肝失疏泄，则气滞血瘀；肝脉瘀阻，脾失健运，则水湿不能正常运行；肾伤则不能温煦脾阳，水液潴留停滞体内，致肝脾肾受困，上、中、下三焦功能失司，气、血、水三者失调而成此病，笔者着重理气除胀，健脾利水，化瘀通络，补益肝肾，以调整气、血、水三者之平衡，使之达到气行则血行，血行水道通，通则水去肿消。

本病三个主方的主要特点是：调畅气机，选紫苏子、沉香降肺气，厚朴宽中下气，桂枝化气，佐牛膝下行，丹参、龟甲活血化瘀、散结，大黄泻浊；太子参、白术、紫河车大补气血调理。以沟通和调节上、中、下三焦之气，而人体一身之气在于通畅，通则脏腑气机调和，和则病无从生也。

另外，在治疗肝硬化时还应注意“急则治其标，缓则治其本”的原则。标去其大半，则着重扶正固，以健脾益气，和营补血，补肾益精，化瘀生新，散结利尿，和中消食，去湿化痰，利胆散结等多种方法，使肿大的肝脾回缩变小，变软，以补为主，方可缓缓康复。本病需在专业医生指导下进行，不可盲目施治。

第四章　泌尿系统疾病

第一节　夜尿症

夜间多尿，是一种自主神经功能失调，所引起的一种尿频，少则每晚 2～3 次，多则 5～6 次，甚至 10 余次不等，但尿道无灼热、疼痛感，也无尿后余沥不尽，冬季寒冷天气夜尿次数更多，影响睡眠，因此，白天精神倦怠，或伴有腰酸腿软，头晕耳鸣，畏寒怕冷等肾阳虚衰的症状，为下元不固所致。

一、中医特色诊断

【望诊】中老年人，慢性病容，舌淡红，面色淡，少华，苔薄或少苔。

【闻诊】无特殊气味

【问诊】夜尿次数多，一般每晚 3～5 次，或更多次，无灼热，无痛感，无尿后不尽，影响睡眠，次日精神疲倦，腰酸腿软，头晕、耳鸣、畏寒怕冷。

【切诊】脉沉细或细弱。

【特殊检查】小便常规、肾功能检测多为正常。

【辨证】辨为肾虚失利，下元不固

二、中医特色治疗

【治疗原则】调补心肾，固摄肾气。

【绿色中药】党参 10～15 g，当归 10 g，茯神 12 g，远志 6 g，石菖蒲6 g，山药 15 g，益智 10 g，乌药 6 g，桑螵蛸 12 g，龙骨 15～30 g，龟甲 10～15 g。

【加减用法】300 mL 左右开水冲服，每次 1 袋，每日 2 次，饭后温服。

【主方来源】《本草衍义》之“桑螵蛸散”加味。

【绿色药膳】

1. 韭菜子胡桃粥

1）原料：韭菜子 5 g，核桃仁 10 g，糯米 5 g，食盐或白糖适量。

2）做法：韭菜子研细末，核桃仁捣碎，糯米煮熟时，加入前二味及食盐或白糖，同熬稀粥。早晨空腹食用。

3）功效：温补肾阳，固涩小便。

2. 补骨脂胡桃膏

1）原料：补骨脂 300 g，核桃仁 600 g，蜂蜜 800 g。

2）做法：补骨脂蒸熟，晒干研末，核桃仁捣为泥状，蜂蜜溶化至沸，加入补骨脂末搅拌均匀，再加核桃仁泥和匀，使之成膏状，贮藏。每次 20 mL，早、晚各服 1 次。

3）功效：温肾补脾，敛肺固摄。

【绿色自然疗法】

1. 穴位按摩：关元、命门以代温灸膏贴之，2 日一换，若皮肤过敏，可艾灸此二穴，或按摩涌泉穴，先用热水泡脚，擦干，然后反复按摩双涌泉穴（脚心）30 分钟；或自我按摩元阳穴（位于腰椎与骶椎交界旁开 1.5 寸）。

2. 穴位贴敷：吴茱萸、附片各等份，共研细末，以水调敷于双足涌泉穴，外以敷料包扎、胶布固定，每晚 1 次，次晨除去，连用 5～7 次。

3. 足浴疗法：银杏叶、枸杞叶、黄芪各 30 g。每日 1 剂，水煎，取汁熏洗双足，每次 10～30 分钟，每日 2～3 次，连用 5～7 日。

4. 节房事，养肾气，以固摄小便。

5. 坚持八段锦锻炼及提肛动作，达到固肾缩尿。

6. 以温性食品、黑色食品为主，如：香菜、韭菜、姜、葱、蒜、辣椒、桃、石榴、大枣、板栗、核桃、木耳、鸡肉、海参、鲢鱼、虾、鳝鱼、黑豆、龙眼肉等；推荐单方核桃吃法：取核桃 500～1000 g，去壳，加无碘盐 10～20 g，文火炒熟备用，低度白酒或饮料类黄酒 10 mL，睡前嚼核桃 3～5 粒，以酒送服，可有明显之效；或核桃 15 g，益智 15 g，山药 50 g。煎水饮，每日 1 次；或核桃煨熟，每晚睡前吃 4～8 粒。都可以补肾缩尿。

三、病案举例

陈××，男，70 岁，主诉：每晚起床 7～8 次持续 1 年余，严重影响睡眠，白天无精打采，神疲乏力、头晕耳鸣、腰膝酸软，形寒肢冷、大便溏软、小便清长、舌质淡、苔薄白、脉沉细，治以培补摄纳，取党参、当归、茯神、远志、石菖蒲调补心肾；配山药、益智、桑螵蛸、乌药、龙骨、龟甲固摄肾气，以涩尿频，服药 1 周，夜尿明显减少，再结合绿色食物调养以巩固。

四、编者按

夜尿多，在老年人群中特别普遍，几乎存在每个老年人群中，由于老年期，脏腑功能减退，或病后体虚，特别又是肾气虚弱，下元不固，膀胱约束失职，正如《素问》曰："膀胱者，州都之官，津液藏焉，气化则能出焉。"肾主水，与膀胱互为表里，肾藏精气，又为气化之司，当肾气不化，也影响膀胱气化，气化不行，约束无权，下元不固，则尿液增多；又因尿频，常常起床，影响睡眠，睡不好而思小便、尿频与失眠，互为因果，互相影响，恶性循环，所以取桑螵蛸补肾固精以缩尿，配龙骨之收敛，龟甲之滋阴，再配补骨脂、覆盆子补肾虚而缩尿；党参、茯神、石菖蒲、五味子、远志补心气以安神；党参与当归调补气血；山药补脾肾与益智，乌药配伍，以温脾肾之阳，固精缩尿，全方共有调心肾，暖下元，安神志，补气血，缩小便之功；或因老年人，本身疾病多，起病时间久，出现阴损及阳，阴阳俱虚时，易多汗，易多尿者，曾仿前辈经验，以桂枝汤辛温通阳，调和营卫，加黄芪 30 g，补气升阳，升提津液，阴阳平衡，再以白术配鸡内金益气生血，燥湿健脾，消食缩尿，则多尿自减，以上两种方法，再结合自然调养，全方位协调，均可起到意想不到的收效，而且核桃嚼食，黄酒送服效果更胜一筹。

第二节　慢性前列腺炎

慢性前列腺炎，是指以尿急，排尿不畅，余沥不净为主要症状，并伴有小腹胀，会阴部不适，或疼痛、腰痛、阴囊潮湿，性功能减退，失眠，便干结，尿后白浊等一系列综合症，属中医"小便不利""淋浊""癃闭"范畴。多因湿热下注败精瘀浊，精室被扰，精关不固，封藏失职，经络阻隔，气血瘀滞而成，是男性独有的疾病，中年男性发病率较高（包括亚健康人群），也是老年男性常见的疾病之一，而且病程长，治疗效果不好，常并发前列腺增生，甚至恶变，给老年患者在生活上和精神上带来极大痛苦。

一、中医特色诊断

【望诊】中老年人，慢性病容，面色黄且油腻，或面色黄而干燥，舌淡或舌苔厚。

【闻诊】可闻及尿气味。

【问诊】有慢性小便不畅史，尿急而排尿不畅，或尿后余沥，或尿后流白浊，小腹胀，或会阴部不适，阴囊潮湿，性功能减退，伴失眠，腰痛等。

【切诊】脉略数，或细数。

【特殊检查】前列腺液检查，可有卵磷脂小体减少。

【辨证】急性期为“湿热下注”，慢性期为“精关不固”。

二、中医特色治疗

【治疗原则】发作期以清利湿热为主，慢性期以滋阴泻火，平调阴阳。

【绿色中药】发作期，用忍冬藤 30 g、生地黄 15 g、石韦 10 g、王不留行 10～15 g、滑石 15 g、甘草 5 g、乌药 10 g、木通 5 g、皂角刺 5 g，亚健康人群多见。

慢性期，用知母 10 g、黄柏 10 g、生地黄 10 g、牡丹皮 10 g、茯苓 10 g、山药 10 g、山茱萸 10 g、泽泻 10 g，老年人多见。

【加减用法】发作期：小便白浊者，加萆薢；腰痛者，加桑寄生；尿检有脓细胞者，加败酱草；失眠者，加酸枣仁。

慢性期：失眠者，加酸枣仁；阴阳二虚、精关不固者，加龙骨、牡蛎、桂枝、白芍、当归、王不留行。气虚加黄芪、党参。

300 mL 左右开水冲服，每次 1 袋，每日 2 次，饭后温服。

【主方来源】摘自《小儿药证直诀》导赤散，《外台秘要》石韦散，《医方考》知柏地黄丸。

【绿色药膳】

（一）发作期

1. 竹叶车前茶

1）原料：车前草 50 g，淡竹叶 10 g，生甘草 6 g，白糖适量。

2）做法：三味煎水后放白糖取液，频饮代茶。

3）功效：清热化湿利尿。

2. 金石赤豆粥

1）原料：金钱草 50 g，石韦 30 g，赤小豆 30 g，粳米 50 g。

2）做法：先将前二味水煎取液，后入赤小豆、粳米煮粥。空腹食用，连用 10～15 日。

3）功效：清热化湿，利尿排石。

（二）慢性期

1. 胡桃粥

1）原料：核桃仁 120 g，粳米 100 g。

2）做法：二味加水，煮成稀粥，加糖食用，每日 1～2 次。

3）功效：补脾益肾。

2. 益肾粥

1）原料：猪肾 1 个，冬葵叶 200 g，粳米 50 g。

2）做法：将猪肾洗净切细，先煎冬葵叶取汁，后入猪肾及粳米，煮作粥，空腹食用。

3）功效：补益脾肾，利尿通淋。

【绿色自然疗法】

1. 特色针灸疗法：中极配秩边（双）、水道（双）、阿是穴，自我按摩，或灸关元。

2. 灌肠疗法：金银花 15 g，野菊花 15 g，蒲公英 15 g，紫花地丁 15 g，紫背天葵子 6 g。上药水煎去渣，保留灌肠 100 mL，每日 1 次，用于急性前列腺炎。

3. 热敷疗法：萆薢 30 g，土茯苓 30 g，金钱草 30 g，刘寄奴 60 g，白花蛇舌草 60 g，赤芍 20 g，桃仁 20 g，红花 20 g，当归 15 g。水煎滤液，配制成热泥，湿敷下腹部。适用于慢性前列腺炎。

4. 坐浴疗法：苦参、龙胆、黄芩、黄柏、炙乳香、没药各 20 g。煎汤坐浴，用于慢性前列腺炎，野菊花、苦参、马齿苋、败酱草各 30 g，延胡索 15 g，当归 12 g，槟榔 10 g。煎水坐浴，用于慢性前列腺炎。

5. 敷脐疗法：麝香 1.5 g，胡椒 7 粒，麝香 1.5 g，共研末，倒入脐内，再以胡椒 7 粒研细末盖于脐上面，外用圆形白纸覆盖，胶布固定。3 日换药 1 次，10 次为 1 个疗程。

6. 按摩疗法：用手掌按揉腰骶部 20 次。

7. 养成生活规律，增加锻炼，保持每日热水坐浴，以增加前列腺体局部血液循环（慢性期为宜），提高治疗效果，也可作为养生保健。

8. 避免饮食刺激，少进辛辣、烟酒及温热食品，如龙眼肉、芫荽、桃仁、荔枝、虾、海参、鸡肉、羊肉、姜、蒜……

9. 节房事，建立有规律的性生活，以养肾气、防早衰。常习太极拳、坚持提肛运动。

三、病案举例

童××，男，69 岁，自述尿急、排尿不畅、尿后余沥，有难言之苦，反复 10 年，医院诊为慢性前列腺炎，近来排尿有灼热感，小腹胀痛，腰痛，闻水声即须小便，尿意难忍，口苦心烦，失眠，多梦，舌偏红，苔薄黄，脉数，肛门指检：可触及肿大之腺体、质硬；前列腺液镜检：卵磷脂小体减少，白细胞少许。当即取用忍冬藤 30 g，生地黄 15 g，石韦 10 g，王不留行 10～15 g，滑石 15 g，甘草 5 g，乌药 10 g，木通 5 g，皂角刺 5 g，桑寄生 15 g，酸枣仁 15 g，以清利湿热。5 日后，尿急缓解，灼热除，但头晕、耳鸣、腰膝酸软、腰痛后余沥、小腹弦急，舌苔黄燥，大便努责时，有小便液外溢，由于年高，肾气渐亏，精关不固，耗损大过，阴损及阳，阴阳俱虚，改知柏地黄汤加龙骨、牡蛎、当归、桂枝、王不留行等滋阴，平肝潜阳，安神、收敛固涩，软坚散结，以补益阴阳，配合生活调养，半个月后，基本康复。为了巩固疗效，建议继续用绿色自然方法调养。

四、编者按

慢性前列腺炎是西医病名，根据临床表现与中医的“小便不利”“淋”“浊”“腰痛”相似。中医学认为先有湿热毒邪蕴结下焦膀胱，使膀胱气化失职，随年龄增长，肾及膀胱功能渐渐衰减、肾精渐亏，而败精瘀浊，扰乱精室、经络阻隔，气血瘀滞，日久阴精更亏，阴损及阳，阴阳俱虚，所以笔者在发病早期，以清利湿热为主，取忍冬藤清热解毒；石韦、滑石、木通利水通淋；生地黄凉血；王不留行活血化瘀，软坚散结；乌药行气，温下焦以止痛；皂刺祛痰湿，通窍开闭，使湿热去，水液循常道而规律地排出。急性期过后，治其本，以知柏地黄汤滋阴泻火，佐桂枝温通肾阳，助膀胱气化，配当归、白芍、王不留行宣导活血、化瘀、通络，以改善局部血液循环，降低血黏度，来促使前列腺局部的血液循环，促进炎症吸收消退，瘀血去，肿大的腺体缩小，配伍龙骨、牡蛎滋阴潜阳，龙骨甘、涩、平、入心、肝、肾三经，还能重潜敛浮阳，收敛滑脱；牡蛎咸、涩、微寒，入肝、胆、肾三经，重镇安神，平肝潜阳，收敛固涩，软坚散结，在这里的作用是平调阴阳，同时还是补益阴阳，所以对阴阳俱虚者，改善临床症状，用之效如桴鼓。

第三节　慢性前列腺增生

前列腺增生，以前称为前列腺肥大，是老年男性泌尿生殖系统最为常见的多发病之一，而当今绝大多数老年男性都有不同程度的前列腺腺体增生，主要表现为尿频、尿急、夜间尿多、尿流变细、排尿无力，而且不畅，小腹胀痛，排尿时间长，尿流后期出现尿中断，余沥不净，或尿排不出来，要用手挤压下腹部，非常痛苦，这些表现与中医学里的“癃闭”“小便不利”相似。中医学认为，老年男性脏腑功能衰退，排尿功能出现障碍，其病位在膀胱，但与肺、脾、肾有关，而与肾的关系更为密切，肾主水，与膀胱互为表里，肾气亏虚，则膀胱气化无权，水液停留，阻滞经脉，血液不畅，瘀血亦成，终致尿路不通发为本病。

一、中医特色诊断

【望诊】老年男性，慢性痛苦病容，面容少华、少神，舌质淡暗。

【闻诊】可闻及尿臭气。

【问诊】有慢性小便不畅病史，尿频、尿急、夜尿多、尿流变细，排尿时间长，尿后中断，甚至排不出来，时有小腹胀痛。

【切诊】脉沉细或细涩，少腹胀满。

【特殊检查】肛指检，前列腺腺体增大，表面光滑，质硬、无硬结，中央沟变浅，或消失；B 超示前列腺腺体增大。

【辨证】肾气亏虚，湿阻血瘀，气化失司所致排尿困难。

二、中医特色治疗

【治疗原则】补肾化气，活血散瘀，软坚散结。

【绿色中药】黄柏 12 g、知母 10 g、肉桂 5 g（通关丸），玄参 10 g，浙贝母 10 g，生牡蛎 30 g（消瘰丸），王不留行 20 g。

【加减用法】肾阳虚，加淫羊藿、补骨脂、鹿角；肺气虚，加黄芪、党参、白术；血瘀甚者，加莪术、桃仁、牛膝、山甲、皂刺之类；尿道口常有黏液，加冬瓜子、石菖蒲；腰酸痛者，加杜仲、续断；夜尿多，加益智仁、桑螵蛸；尿潴留者，加白芥子、车前子，或插导尿管；湿热稽留者，加苦参、车前子、白花蛇舌草。300 mL 左右开水冲服，每次 1 袋，每日 2 次，饭后温服。

【主方来源】摘自《兰宝秘庄》之“通关丸”和《医学心悟》之“消瘰丸”组合方。

【绿色药膳】

1. 桂浆粥

1）原料：肉桂 5 g，车前草 30 g，粳米 30 g，红糖适量。

2）做法：先煎肉桂、车前草，去渣取汁，后入粳米煮粥，熟后，调入红糖，空腹食用。

3）功效：温阳利水。

2. 山药芝麻汤

1）原料：山药、蔗汁各 15 g，赤小豆 20 g，芝麻、蛤蚧各 10 g，蜂蜜适量。

2）做法：将蛤蚧肉洗净切成小片，与其他药放入沙锅中加水煎熬成汤液，去药渣，加入蜂蜜即可。每日 1 剂，吃蛤蚧肉喝汤。

3）功效：益气补肾，健脾祛湿。

3. 冬瓜薏苡茶

1）原料：冬瓜 35 g，薏苡仁 50 g。

2）做法：将冬瓜 35 g、薏苡仁 50 g 放入沙锅中加水煎熬成汤服用，以汤代茶。

3）功效：清热祛湿，利尿止痛，适用于膀胱湿热、茎中疼痛、滞涩不爽患者。

4. 肉桂山甲茶

1）原料：肉桂 40 g，穿山甲 60 g，蜂蜜 15 g。

2）做法：将肉桂、穿山甲洗净，沥干，研成细末，分成若干小包，用蜂蜜冲服，每次 1 小包，代茶饮。

3）功效：活血祛瘀，散寒止痛。适用于血瘀阻滞患者。

【绿色自然疗法】

1. 特色针灸疗法：命门、中极（双）配秩边（双）、水道（双）。命门与中极以补法为主，水道以泻为主；命门、中极还可用温灸法，或以代温灸膏贴敷以温命门之火，或双手搓元阳穴（见上节）。

2. 敷脐疗法：药方 1，白胡椒、细辛各 15 g，研成细末，取药末 3 g，敷于脐部，外用麝香风湿膏覆盖，3 日换药 1 次，10 次为 1 个疗程，然后停药休息 2 日，继续下 1 个疗程。药方 2，田螺肉 7 个，淡豆豉 10 粒，连须葱头 3 根，鲜车前草 30 g，食盐 1 g，上方共捣成泥后敷于脐部，早、晚各换药 1 次。

3. 熏洗疗法：药方 1，大黄、芒硝、益母草、天花粉、车前草、泽兰、艾叶各 12 g，白芷、桂枝、生姜各 10 g，加水煎熬取液，置于盆中，坐浴熏洗外阴，每日 2 次，7 日为 1 个疗程。药方 2，大黄、毛冬青、忍冬藤各30 g，红花 10 g，吴茱萸 15 g，加水煎熬取液 1500 mL，加温水 500 mL，趁热坐浴，每次 30 分钟，每日 1 次，10 日为 1 个疗程。

4. 增加运动，推荐做腹式呼吸，平卧床上，吸气时鼓起小肚子，同时提肛，保持 10～15 秒，然后呼气，慢慢放松，使小腹凹下，停留 2～3 秒，又重复做吸气、呼气，反复做 10 余次，每分钟 4 次左右，这种腹式呼吸可以对充血、水肿、肿大的腺体起挤压按摩的作用，加速其局部血液循环，缓解久坐不动，静淤血脉，同时还可缓解便秘，但必须坚持每日 2 次，或温水坐浴，或肛指按压腺体，或经常做下蹲运动，都可缓解瘀滞在腺体的瘀血压迫，都可缓解排尿困难。或平卧按摩、左手旋转按摩神阙穴（肚脐），右手旋转按摩会阴穴各 100 次，再交换左、右手各 100 次。

5. 平时多喝水，不憋尿。食物：各种子类，如葵花子、南瓜子、核桃、黑豆子；动物内脏、瘦肉、牛奶、蛋类、鱼干、虾皮，但少吃刺激性食物，如酒类、辛辣类，节房事，尽量减少阴茎勃起对腺体的刺激，同时也要重视对会阴部的保暖，以免加重排尿困难。

三、病案举例

黄××，男，71岁，排尿不净，尿频，夜尿多，12年，某医院诊断为前列腺增生；服保列治以及中药，时好时坏，素有腰痛、无力、性功能低下，早泄，有手淫史，近来排尿困难，尿流变细，尿不净，尿中断、尿频，听见水响就要小便，往往尿裤，小腹胀不适，舌淡暗、苔薄，脉沉细而涩，辨为命门火不足，气血湿热瘀滞，取知母10 g，黄柏10 g，玄参10 g，浙贝母10 g，生牡蛎30 g（先煎），补骨脂15 g，淫羊藿10 g，桃仁10 g，牛膝10 g，杜仲12 g，车前仁30 g，肉桂3 g，鹿角10 g，黄芪20 g，莪术10 g，王不留行15 g，桑螵蛸10 g等随症调服20余日，症状控制，并以绿色自然调养以巩固。

四、编者按

慢性前列腺增生，又称前列腺肥大，主要与老年男性睾丸分泌雄性激素的功能逐渐减退，性激素平衡失调有关，这种排尿困难，中医称之为“癃闭”。《灵枢·本输》曰“实为闭癃，虚则遗溺”，“癃”为尿液淋漓减少，病势较缓，“闭”为小便点滴不通，病势较急，肾主二阴，肾主水，肾与膀胱互为表里，膀胱气化失职，则排尿出现困难，尿频、尿急、尿闭，正如《内经》曰：“膀胱者，州都之官，津液藏焉，气化则出矣。”老年男性全身功能逐渐衰退，然膀胱气化也会衰退，渐渐水湿停滞，气化出矣，从哪里来？答曰：有赖于三焦，尤其是下焦，肾阳不足最为重要，或因下焦积热日久，津液耗损，败精瘀浊，致肾阴亏损，肾阳虚衰，阴阳失调，阳虚则生寒，寒者血凝，血流不畅，气血瘀滞，导致前列腺增大，所以仿前人经验，取滋肾丸之知母、黄柏泻肾火，清湿热，少佐肉桂补火归原，以助膀胱气化而通癃闭；配玄参、浙贝母、生牡蛎养阴，化痰湿、软坚散结，使肿大的腺体缩小；再配鹿角片，补骨脂、淫羊藿、桑螵蛸温补肾阳，肾阳充沛，则气化旺盛，津液能出焉；伍黄芪、党参鼓舞肺气，益气生血，补气化瘀，通调水道的多重功能；再配伍牛膝、桃仁、莪术、王不留行之品引药下行直达病灶，配合按摩肚脐、会阴穴，活血化瘀，改善前列腺体之血液循环，促使腺体缩小，解除尿道压迫堵塞，使排尿通畅。笔者用民间单方，取枇杷叶切细5 g包好，放点盐，放会阴穴蒸薰30分钟，效果显著。

对气虚血瘀之患者，可用黄芪 30 g 来培补元气不足，调节水道，可以利水，佐滑石利尿通闭；琥珀入血分，化瘀利水，也可有很好的疗效。总之，都有温补肾阳，益气化瘀，软坚散结，缩小腺体，通畅排尿的作用，实践用之，疗效可靠。

第五章 内分泌及代谢系统疾病

第一节 中老年糖尿病（一）

中老年人糖尿病是指60岁以前发病延续到60岁以后的糖尿病，及60岁以后发病的糖尿病。患者以消渴多饮、多食而消瘦、多尿或尿如脂膏有甜味为特征的血糖增高和尿糖增高的一组代谢性障碍的疾病，在我国随人们的生活水平的提高，2型糖尿病明显增多。其发病原因很多，如嗜食肥甘厚味，酗酒、情志、房事、工作环境压力，缺乏运动，遗传以及中老年自身各个脏器功能减退等因素，老年糖尿病患者日益增多，出现脾胃虚弱，饮食减少，不能化生水谷精微，以致阴液来源不足，甚至渐竭，或虚火扰动，灼伤脾胃之阴，可见口干唇燥，不思饮食，大便干结，脉细数；或虚劳后期之舌干少津，伴瘀点或舌下静脉怒张，其并发症也多，很严重，对老年人的身体健康、寿命带来严重的威胁，必须早防早治。

一、中医特色诊断

【望诊】老年人体质消瘦，慢性病容，面色淡黄少泽，皮肤干燥，舌干少津，苔薄。

【闻诊】无特殊气味，后期可伴有尿气味

【问诊】无明显三多一少症状，可口干唇燥，不思饮食，神疲乏力，大便干结，伴皮肤骚痒，感觉障碍及视物模糊。伤口难以愈合。

【切诊】脉细数。

【诊断标准】空腹血糖≥7.8 mmol/L，餐后血糖≥11.1 mmol/L

【辨证】长期患糖尿病，饮食不思，精微物质来源缺乏，阴液亦来源不

足，虚火扰动，灼伤脾胃之阴，久病脉络不畅受阻，实属脾（胃）阴虚，兼夹血瘀。

二、中医特色治疗

【治疗原则】滋养脾（胃）阴，少佐活血化瘀。

【绿色中药】沙参 15 g，麦冬 10 g，玉竹 10 g，炒扁豆 15 g，黄芪 15～30 g，黄精 15 g，葛根 10 g，山药 15 g，丹参 15 g，益母草 15 g。

【加减用法】脾气虚，加重山药，或加茯苓、薏苡仁健脾益气；虚火扰动，加地骨皮；大便燥结加石斛、火麻仁；不思饮食，加炒谷芽、陈皮。300 mL左右开水冲服，每次 1 袋，每日 2 次，饭后温服。

【主方来源】《温病条辨》“叶氏养胃汤”加减。

【绿色药膳】

1. 葛根粥

1）原料：葛根粉 30 g，粳米 100 g。

2）做法：粳米淘净，加适量水，武火煮沸，改文火煮至半小时加葛根粉，煮至米烂成粥。早、晚食用，连服 3～4 周。

3）功效：清热生津，除烦止渴。

2. 香菇烧豆腐

1）原料：嫩豆腐 250 g，香菇 100 g，盐、酱油、味精、香油各适量。

2）做法：豆腐、香菇洗净切成小块。在沙锅内放入豆腐、香菇、盐和清水。中火煮沸改文火炖 15 分钟，加入酱油、味精，淋上香油即可食用。

3）功效：清热益胃，活血益气。

4）加减运用：玉米须 25 g、瘦猪肉 250 g 加水适量共煮汤，适用于各型糖尿病。气阴两虚者用鲜枸杞叶 100 g，糯米 50 g 一起煮粥，能补虚益精，清热明目。苦瓜炒肉丝主治阴虚阳浮型糖尿病，糖尿病水肿、肾虚遗精者用芡实煮老鸭。

【绿色自然疗法】

1. 特色针灸疗法：曲池（双）、足三里（双）、关元、膀胱俞（双）、涌泉，手法以平补平泻；中极（双）配三阴交（双）、阴陵泉（双）、小鱼际（双）、然谷（双）（此穴为重点），环指与掌横纹交会处即是，按压 3～5 分钟，每日 2 次。

2. 耳针：胰、内分泌、三焦、耳迷根、神门、心、肝。饮水多者加肺、渴点；多食者加胃；多尿者加肾、膀胱。每次3～5穴，中等刺激，留针15分钟，针刺后可换王不留行贴压，每隔2～3日针刺1次，5次为1个疗程，间歇1周，再行下个阶段的治疗。

3. 隔物灸：足三里、中脘；命门、身柱、脾俞；气海、命门；脊中、肾俞；华盖、梁门；大椎、肝俞；行间、中极、腹哀；肺俞、膈俞、肾俞。以上八组穴每次用1组。以直径2 cm，厚3～4 mm鲜姜片行隔姜灸，每穴灸10～30壮，隔日1次，50日为1个疗程。

4. 推拿按摩法：按摩膈俞、胰俞、肝俞、胆俞、脾俞、胃俞、肾俞、腹、手、足、胰腺代表区。

5. 熏洗疗法：生川乌30 g，生草乌30 g，乳香30 g，威灵仙30 g，桑寄生30 g，三棱30 g，莪术30 g，木瓜30 g，桑枝30 g。将上药加水3000 mL，用文火煎30分钟，去渣取汁于盆中，患者先熏后洗。热浴20日左右，每日1次，10日为1个疗程。

6. 脐疗法：生石膏5 g，知母2 g，生地黄、炙甘草、玄参各1 g，天花粉0.2 g，黄连0.3 g，粳米少许。上述药物经提炼制成散剂，放入阴凉处备用。用时先将脐周围用湿毛巾洗净，取本散0.2 g，加入盐酸二甲双胍1 mg，混匀，敷脐中，盖以药棉，外用胶布固封。每5～7日换药1次，6次为1个疗程。

7. 泡脚疗法：金银花10 g，连翘10 g，野菊花10 g，紫花地丁10 g，千里光15 g，蒲公英10 g，煎水取汁泡脚，具有抗感染的功效。

8. 高电位治疗仪：高电位治疗仪对降低血糖、治疗糖尿病足效果显著，根据张俊杰报道，观察糖尿病患者31例，经治疗后患者血糖由（9.528±0.789）mmol/L，下降为（5.824±0.586）mmol/L（$P<0.01$）；根据体验中心报告，一般的糖尿病足溃烂患者使用高电位治疗仪治疗，可在3个月内痊愈。

9. 按摩耳后窝降糖：耳后窝位于耳垂后方凹陷处；按摩时用双手大拇指缓缓用力按压耳后窝，慢慢吐气，持续5秒，再松手，如此按压10～15分钟，每日午饭和晚饭后半小时各按摩1次，可刺激迷走神经兴奋，促进胰岛素分泌，从而有效降低血糖。

10. 糖尿病患者的饮食调养很重要。多吃荞麦降血糖，荞麦含纤维多，且苦荞麦含黄酮和芦丁量非常高，可控制血糖；杂粮、奶、水果、豆制品、硬果类碳水化合物含量高，但如土豆、白薯、藕、山药、菱角、芋头、百合、荸荠、红小豆、绿豆、蚕豆、芸豆等淀粉含量多，不能多吃，只能适可而止；少吃盐，多喝水，不宜饮酒；动物内脏和酵母、牛肉、肝、蘑菇等应尽量避免；乳、蛋、猪瘦肉、鱼、虾含蛋白质丰富，每日可食 20～30 g，谷类每日最多摄入 300 g；推荐的饮食为：含糖量在 3%以下的绿色蔬菜，油菜、韭菜、芹菜、菠菜、大白菜、苋菜、苦瓜、绿豆芽、黄瓜、茄子、胡萝卜、丝瓜、蘑菇、海带、茼蒿、西红柿、冬瓜；应当禁忌的食物有白糖、红糖、冰糖、葡萄糖、麦芽糖、蜂糖、巧克力、奶糖、水果糖、蜜钱、冰激凌、甜饼干、蛋糕、甜面包及糖制糕点、罐头、果汁、汽水、甜饮料、果酱等；低含糖量的水果，如苹果、梨子、橘子、橙子、草莓，可少量食用，不可过多，注意饮食均衡。

11. 运动疗法：运动疗法是糖尿病患者的基本治疗方法之一，患者应选择合适的运动项目，循序渐进，量力而行，一般推荐中等强度的有氧运动，如快步走、跳舞、太极均可，运动时间每周至少 150 分钟，当血糖过高或有明显低血糖症状时暂不宜进行运动。

三、病案举例

梅××，男，59 岁，患糖尿病 10 年，反反复复，每当不注意又会加重，空腹血糖≥12.9 mmol/L，尿糖（++），服用二甲双胍，消渴丸等药几乎不断。刻下症见：体型消瘦，口干，喝水不多，饮食不多，神疲乏力，皮肤瘙痒，口唇干燥，大便干，舌干红少津，舌下静脉怒张，苔薄，脉细数而弱，此为脾阴虚之消渴病，投以沙参、麦冬、玉竹、炒扁豆、黄芪、黄精、太子参、葛根、花粉、地骨皮、山药、丹参、益母草、石斛、炒谷芽、陈皮等；并嘱家属以山药炖猪胰 3～5 日 1 次，坚持 3 个月，血糖控制在 6.6～7.1 mmol/L，再坚持绿色自然调养以巩固疗效，2 年后追访：血糖控制稳定，未复发加重。

四、编者按

中老年人糖尿病，就是中医里的消渴病，多数与中青年时期不健康的生活方式有关，多数人在中年时期即有血糖、血压升高的病史，慢慢随着年龄的增长、机体衰老而加重，因此，很少有“三多一少”的明显症状，往往是与其他慢性疾病并存，所以给临床医生在治疗中带来辨证方面的困难，现今临床分型多，如肾阴虚、气阴两虚、阴虚燥热、肺肾阴虚、阴阳两虚，还有心肝、心肺、心脾两虚等，发现肾阴虚夹瘀，气阴两虚夹瘀，脾阴虚夹瘀比较多见，而且许多中医大家认为气阴两虚贯穿糖尿病的始终。

笔者认为老年人味觉敏感明显减退，消化功能和运动功能日衰，饮食少进，水谷精微缺乏，阴液来源不足，出现阴液亏损，虚火从生，扰动阴液，脾阴暗耗，日久瘀滞，所以仿叶氏养胃汤之意，取沙参、麦冬养阴生津，补充脾阴之不足，同时配玉竹补中益气，止消渴、润心肺；养阴生津，治口干舌燥，清胃热，软大便；并配石斛清胃热、生津养阴、生津止渴，使胃液得生、脾阴得复；配扁豆健脾益气；配炒谷芽、陈皮治食欲不振，使食欲增，阴液足，虚火平；配黄芪甘温，补气健脾，《名医别录》曰“补丈夫虚损，五劳羸瘦，止渴……益气利阴气”；配黄精甘平，能补益脾气，养脾阴，黄精与山药、扁豆均入脾经，滋补脾阴，滋而不腻，补而不燥，使脾阴液得生；配地骨皮，以养阴清虚热，平阴阳；据现代医学研究发现，地骨皮煎剂具有明显的降血糖，及调节免疫的作用；配丹参、益母草活血化瘀、滋养阴液，使血行瘀祛，阴液可自复，因此，对脾阴虚夹瘀者效果明显。

总之，老年人糖尿病的特点是“三多一少”不明显；与其他疾病并存，如许多年龄较大的糖尿病患者还常患有高血脂、高血压及中风；总的病机是阴虚为主，虚症多，实症少；日常生活中应做到吃干不吃稀、吃硬不吃软、吃素少吃肉、定时定量化整为零。

第二节　中老年糖尿病（二）

糖尿病是一种慢性进行性内分泌失调，如糖、脂肪、蛋白质、电解质代谢发生紊乱性疾病，属中医学“消渴病”范畴，其发生主要是邪热内炽、消灼津液而出现多饮、多食、多尿、一瘦，但现在很少有典型的三多一少症候群，也是中老年常见多发病之一。但年轻人也有之。

一、中医特色诊断

【望诊】体形胖或瘦，面色偏黑或不黑，或面色暗红而有光泽，舌质红或淡红，苔卜白或燥少津，或淡白滑。

【闻诊】可闻及尿臭味或没有特殊气味。

【问诊】多口干，尿频数量多，易疲倦、气短、无力、大便正常。

【切诊】脉细数、沉。

【特殊检查】血常规，尿常规可帮助诊断。

【辩证】盛壮之时，恣情纵欲，肾虚精耗、阴液亏虚，时至年长，已是精耗气不足化水，故小便多而成消渴（下消）。

二、中医特色治疗

【治疗原则】滋阴固肾，益气、健脾养阴。

【绿色中药】山茱萸 30 g，山药 30 g，茯苓 15 g，乌梅 10 g，苍术 10 g，麦冬 10 g，五味子 10 g，地骨皮 30 g，玄参 10 g，车前草 15 g，玉米须 30 g。

【加减用法】血脂高者加泽泻 15 g、山楂 10 g，血压高者加杜仲 30 g、脾虚症状明显者加太子参 30 g；水煎服，每日 1 剂，先用清水 800 mL 浸泡半小时，大火煮沸，改小火煮 30 分钟，取头、二煎药汁 300 mL 左右，分早、晚 2 次温服。

【主方来源】六味地黄丸加减组成。

【绿色药膳】猪胰 1 具，山药 30 g。做法：猪胰洗净去血液，切断备用，山药先用清水清洗，撕碎浸泡 10 分钟，然后一起共煮，煮至猪胰熟透，加佐料可 1 日吃完，连 3 日，以脏补脏，可改善胰岛素之不足。

【绿色自然疗法】参考糖尿病（一）。

三、病案举例

曾××，男，78 岁，患“三高病”10 余年，体型中等偏胖，平时每日吃 1 次降压药和玉米须 30 g 或绞股兰 30 g，泡水代茶饮，血压保持在 140/70 mmHg，血糖 6.3～6.8 mmol/L，双下肢浮肿，精神状态好，每日能做些印刷工作，昨日有些头晕耳鸣不适，脚无力，自测血糖 8.91 mmol/L，血压未测，舌质淡红，苔薄白，脉沉细。诊之为肾阴虚，气不足，治以滋养肾阴，取山茱萸

30 g，山药 30 g，茯苓 15 g，乌梅 10 g，麦冬 10 g，地骨皮 30 g、五味子 10 g，苍术 10 g，玄参 10 g，太子参 30 g，5 剂，水煎服，每日 1 剂，先用清水 800 mL 浸泡药半小时，然后大火煮沸，改小火再煮半小时，取头、二煎药汁约 300 mL，分早、晚 2 次服。5 日后，电话告知空服血糖 5.71 mmol/L，仍旧每日将玉米须 30 g 或绞股兰 30 g 泡水代茶，每周 2 次，猪胰炖山药，加入肉桂，善其后。

四、编者按

糖尿病是一种富贵病，往往与生活习惯有关，如过食肥甘厚味，饮食饱餐，饮酒无度，房事不节等，导致七情郁火，素体阴亏，内热炽盛，肾精被耗，日久气阴两伤，肾气不固，收摄无权，以致多饮烦渴不解成上消，多食反瘦成中消，多尿阴精外泄成下消，虽然病机变化成上、中、下三消的区别，但临床很少可以单独出现明显的三消表现，因此，三消往往是混杂一起，只可以找出偏胜的一面为主，比如此病例，年七十八，病种多，常年劳累，五脏皆虚，正如《素问·上古天真论》曰："四十岁，阴气自半……七十岁，脾气虚，八十岁，肺气衰。"《灵枢·天年》有"五藏皆虚，神气皆去……"，故重用山茱萸补益肝肾，配乌梅五味子，味酸能收敛肝气，生津止渴；配以重山药补脾益气降血糖，不使水谷精微下泄；太子参、五味子、麦冬益气补阴，车前草、茯苓、玉米须补肾利水降压，而不伤阴；泽泻、山楂降浊去脂；苍术配玄参，燥湿敛脾精，协助滋阴固精以达到降血糖目的。地骨皮降血脂，同时可以降低血糖的双重作用，配猪胰以脏补脏。全方共达到补阴血精气，使肾得充，固摄有权、阴精得复，燥热得除，病则皆愈。

第三节　血脂代谢异常

血脂代谢异常，又称为高脂血症。主要是指人体的血浆中胆固醇、甘油三酯、低密度脂蛋白等指标出现升高，如总胆固醇>5.12 mmol/L，甘油三脂>1.71 mmol/L，低密度脂蛋白>3.4 mmol/L，此时机体将会出现精神倦怠，神疲乏力，头昏耳鸣，胸闷不适，肢体麻木，食欲不香，舌质淡紫，舌苔腻，脉濡，或滑或弦，这是因为亚健康人群活动少，又过食肥甘厚味，导致痰湿阻滞中焦，无以化生气血精微，而变生痰浊，进入老年后，老年人体质渐弱，元气渐衰，脏腑功能减弱，气虚无力推动血液运行，血流不畅，久而成瘀，痰瘀互结，阻滞脉络，终成此病，即高脂血症。属中医学“痰浊”“积症”“虚劳”之范畴。

一、中医特色诊断

【望诊】中老年患者，体型较胖，面色少华，舌淡暗或边齿印，瘀斑点，舌苔腻或白滑腻。

【闻诊】未闻及特殊气味。

【问诊】高血脂病史、肥胖病史、头晕耳鸣、胸闷不适、肢体时有麻木、精神倦怠、神疲乏力、食欲不香。

【切诊】脉弦滑，或弦紧而涩。

【特殊检查】血液检查：总胆固醇≥5.2 mmol/L，甘油三酯≥1.7 mmol/L，低密度脂蛋白≥3.9 mmol/L。

【辨证】辨为气虚、血瘀、痰浊互结之病理变化。

二、中医特色治疗

【治疗原则】益气健脾，活血通络、化痰祛脂、降压降脂。

【绿色中药】黄芪 15 g，当归 12 g，川芎 10 g，赤芍 12 g，地龙 10 g，水蛭 3～5 g，丹参 15～30 g，天麻 10 g，泽泻 20～30 g，山楂 15 g，豨莶草 15 g，甘草 5 g。

【加减用法】痰湿明显：加橘络 6 g、半夏 6 g 以化痰降浊；食少脾虚，加炒白术以健脾燥湿，助化痰之源以降浊；头晕明显，血压偏高者，加钩藤以平肝降压。300 mL 左右开水冲服，每次 1 袋，每日 2 次，饭后温服。

【主方来源】摘自：《医林改错》之“补阳还五汤”和《医学心悟》之“半夏白术天麻汤”。

【绿色药膳】

1. 川芎红花茶

1）原料：川芎 6 g，红花 3 g，茶叶 3 g。

2）做法：将上 3 味水煎取汁，当茶随饮，

3）功效：行气活血化瘀。

2. 半夏二山粥

1）原料：山药 30 g，生山楂 10 g，清半夏 6 g。

2）做法：先煮后二味去渣取汁一大碗，再将研成细末的山药，放入汁内煮熟沸，煮成糊状即可。早、晚温服。

3）功效：燥湿化痰、化瘀通络、健脾益胃。

3. 桃仁山楂贝母粥

1）原料：桃仁 8 g，山楂 8 g，贝母 8 g，荷叶半张，粳米适量。

2）制法：桃仁、山楂、贝母与荷叶共煎汤，去渣后加粳米煮粥。

3）功效：行气活血祛瘀，适用于瘀血内停或痰浊阻滞证。

4）加减运用：丹参煎液与粳米、大枣同煮粥有活血化瘀之功效。瘀血内停日久者，可每日冲服山楂益母草膏、丹参膏，亦可饮用田七丹参茶。

【绿色自然疗法】

1. 特色针灸疗法：行间（双）、太冲（双）、悬钟（双）、耳门（双）、翳风（双）、内关（双）、昆仑（双）、听宫（双）、足三里（双）、阿是穴，以平补手法为主，太冲配合谷；敲打丰隆（双）、足三里（双）、三阴交（双）各 300 次。

2. 多运动很重要，能跑就跑，能跳就跳，适可而止，最好的运动方法是慢跑或快走，每日半小时以上，活动后可减轻高脂血症，改善血脂结构，提高脂蛋白酶的活性，加速脂质的运转、分解和排泄，必须坚持。

3. 贴脐疗法：白芥子 30 g，胆南星 15 g，白矾 15 g，川芎 10 g，郁金10 g，生姜汁适量。将前 5 味共碾细末，储存备用。用时取药末 15 g，加入生姜汁调和如厚膏贴在脐孔上，外以纱布覆盖，胶布固定，每日换药 1 次，15 日为 1 个疗程，连续用药 1～2 个月。

4. 饮食结构调整：饮食控制对于高血脂的治疗非常重要，严格选择含胆固醇低的食品，如南瓜、番茄、莲子、黑米、黑芝麻、黑木耳、黑枸杞子等，减少动物脂肪的摄入，如猪油、猪肥肉、肥羊、肥牛、肥鸭、黄油等；高胆固醇的食物如内脏、蛋黄、鱼子、鱿鱼、脑、脊髓等应尽量避免食用；另外还应少吃糖和甜食，其次是少吃主食，每餐只吃 7～8 分饱，晚餐更不宜吃得过饱，否则也造成血脂增高；饮食宜多样化，常吃三叉鱼、鲤鱼，多吃粗粮，如小米、燕麦、豆类；蔬菜类以洋葱、大蒜、绿豆芽、胡萝卜、金针菇、黑木耳、芹菜、菠菜、油菜、紫菜、海蜇、茶叶、山楂、莲子、花生、苹果、核桃、石榴；不吃动物油，以玉米油、花生油、菜子油、橄榄油、豆油、亚麻子油为主，油也不能多吃，每日只 3 汤匙就足够了。同时戒烟戒酒，作息规律，养成早起、早睡、保持心情舒畅的良好习惯，熟红薯和冻豆腐，也是很好的降血脂食品，可以每日早、晚适量摄入。

三、病案举例

刘××，女，65 岁，患者于 2001 年 9 月确诊患有高脂血症，总胆固醇 5.31 mmol/L，甘油三酯 3.89 mmol/L，高密度脂蛋白 0.87 mmol/L，低密度脂蛋白 3.7 mmol/L，血压 130～150/90～100 mmhg，常伴头晕、头痛、神疲乏力、胸闷不适，肥胖体型，肢体麻木，腹胀便溏，饮食不多，舌质淡紫，舌苔腻，脉弦涩，高脂血症、高血压无疑，属中医眩晕，由脾气虚弱、痰湿阻络、痰瘀互结所致，急投黄芪 30 g、炒白术 12 g、甘草 5 g、橘络 5 g、当归 12 g、川芎 10 g、赤芍 10 g、丹参 15 g、地龙 10 g、水蛭 5 g、泽泻 30 g、半夏 10 g、天麻 10 g、山楂、豨莶草、决明子、荷叶、何首乌、茯苓、苍术等随症变化选用来健脾益气，活血通络，化痰祛脂，息风降压降脂，经 1 个多月的治疗，总胆固醇 5.77 mmoI/L，甘油三酯 0.93 mmol/L，高密度脂蛋白 1.89 mmol/L，低密度脂蛋白 3.89 mmol/L，自觉症状改善，追访半年，症状平稳，各项指标均位于正常范围。建议多注意饮食调理，以防反弹。

四、编者按

血脂异常，是人体内脂质转运和代谢过程的某些环节的改变，加之老年人常有的胰岛素抵抗，使脂质和脂蛋白易于在富高组织及血循环中积蓄，造成血浆脂蛋白含量发生异常改变而引起。此病的发生往往与中年时期饮食不节有关。中医认为膏粱厚味、酒肉过量、活动过少、房事无度、起居无常，伤及脾胃，使脾气不升，胃气不降，运化失司，水湿停滞，久而化热、湿聚热蒸，而成痰浊瘀毒，痰瘀互结，停于血脉内，随着年龄增长慢慢发展，进入老年后，各脏腑功能衰退，元气渐衰，气更无力推动血液运行，血流不畅，瘀滞于血脉内。笔者仿前人经验，再从实践出发，灵活运用，取黄芪益气健脾，配炒白术加强益气健脾，白术、苍术燥湿化湿，健壮脾胃功能，脾气足，则气亦旺，气旺则血行，气血流通，清与浊升降正常，运行正常，则水湿之毒排出，以截生痰之源；地龙破血逐瘀，并配大队之丹参、川芎、赤芍、当归活血通脉，据《本草纲目拾遗》橘络具有“通经络滞气……驱皮里膜外之痰，活血的功效”，所以投配橘络来行气活血以涤血脉之痰瘀；山楂味酸甘，“化食积，行结气，健脾胃，消血痞气块”。投大量泽泻，泻水湿，化痰饮，治痰饮停聚，降血脂，配白术治眩晕，降脂泄浊，伍泽泻与豨莶草活血而不伤阴，泻浊而不伤正，所以泻浊时，泽泻 30 g；通络降压时，豨莶草 30 g，用药有主次之分，再配天麻息风化痰而止眩，共奏降压、扶正、消脂多重功能；也常用苍白、二陈运脾化痰，建中州，为降脂而用。还告知患者，平时每晚吃 2 片熟红薯和冻豆腐帮助降脂，是一种好方法。红曲食品对降低总胆固醇、坏胆固醇、甘油三酯、升高好胆固醇都能起作用，在每餐做菜时放点就可以了。

本案以健脾益气，扶正为本，以活血化瘀通脉，化痰降浊、降脂为标，标本兼治，直达病所，其病可愈。本例的特点，主方是补阳还五汤加味而来，专为气虚血瘀而设，在老年人中患血脂异常者，常可见到气虚血瘀，夹痰浊为患，其病机与补阳还五汤相吻合，再加息风通络、化痰降浊、降压，共奏健脾益气，活血化瘀、化痰降浊、降脂、息风、通络降压，这方法是治老年血脂异常的有效方法之一，可借鉴用之。

第四节　骨质疏松症

骨质疏松症，是指由多种原因引起的进行性全身钙量减少，骨皮质变薄，骨质密度减低，骨硬度变脆、减弱，从而容易发生骨折为特征的一种老年人疾病，多见于绝经后的妇女。老年人随年龄的增长，运动减少，肌块、肌纤维素和线粒体的质和量减少，西医认为是缺钙的关系。中医与肾关系密切，因肾在体为骨，主藏精、生骨髓，肾虚是其根本原因，一般情况下，有腰背酸痛，严重时起坐疼痛剧烈，伴有神疲乏力，脚抽筋，形寒肢冷，或烦热，头晕耳鸣，尿多，舌质紫暗，脉细涩；当精血严重失养，精血亏乏，稍有不小心，就易造成骨折，影响生活自理，给家庭、经济上造成不必要的损失。

一、中医特色诊断

【望诊】老年人，慢性痛苦病容，椎柱弯曲，气色欠差，面色少华，舌质紫暗。

【闻诊】未闻及特殊气味。

【问诊】有慢性肾虚，脚抽筋病史，腰背疼痛，起坐时、久立疼痛明显，腰酸脚软，耳鸣阵作，形寒怕冷，尿多。

【切诊】脉细涩。

【特殊检查】X线片示骨皮质变薄，骨小梁变少、变细、萎缩，以骨盆和脊柱最明显。

【辨证】辨为肾精亏损、气血不足、瘀滞阻络。

二、中医特色治疗

【治疗原则】补肾壮阳，益气化瘀，通络止痛。

【绿色中药】杜仲 15 g，补骨脂 10 g，核桃仁 10 g，当归 10 g，熟地黄 10 g，淫羊藿 10 g，山茱萸 10 g，丹参 15 g，黄芪 15 g。

【加减用法】肾阳虚者，加巴戟天、肾阴虚者，加生地黄、麦冬、赤芍；肾虚湿困者加萆薢、茯苓、苍术、党参；水煎服，每日 1 剂，先以适量清水浸泡诸药 30 分钟，武火煮沸，改小火再煮 30 分钟，取头、二煎药汁约 300 mL，分早、晚 2 次温服。

【主方来源】摘自《和剂局方》之青娥丸和《伤科补要》之“补肾壮筋汤”加减。

【绿色药膳】

1. 生地黄鸡

1）原料：乌鸡 1 只，地黄 250 g，饴糖适量。

2）做法：将鸡去毛及内脏，洗净。地黄与饴糖和匀置鸡腹内，缝合切口，入锅中煨炖，熟烂即成。食肉饮汤。

3）功效：补肾填髓、生髓壮骨。

2. 羊脊骨粥

1）原料：羊脊骨 1 副，肉苁蓉 30 g，菟丝子 30 g。

2）做法：羊脊骨洗净，锤碎，与肉苁蓉、菟丝子共用水熬汁，去渣，入大米适量，煮粥，入味即可。食肉饮汤，可常食用。

3）功效：温肾壮阳、填精补髓。

3. 核桃莲子山药粥

1）原料：核桃仁 30 g，莲子 15 g，山药 15 g，巴戟天 10 g，锁阳 6 g，黑豆 15 g，粳米 30 g。

2）做法：将以上材料共煮粥。

3）功效：补脾益肾，适用于肾阳不足、脾气虚弱型骨质疏松症。加减：肾阴虚损患者可服用桑椹牛骨汤、淮杞甲鱼汤，以滋阴补肾、益气健脾。

【绿色自然疗法】

1. 穴位按摩：足三里（双）、阳陵泉（双）、肝俞（双）、肾俞（双）、关元、命门、阿是穴，自我按摩，以补法为主。

2. 少做剧烈运动，以做有氧运动，如：散步、太极拳、八段锦或揉按腰眼能温煦肾阳，加固元气，条达气血、壮腰健肾，达到提高免疫力、止痛的效果。具体做法：①用双手掌在腰部轻轻地上下左右揉按 20 次。②然后用双手掌重点在两侧的肾俞穴（第二腰椎棘突旁开 1.5 寸处）轻轻地左右揉按 5～10 分钟，坐姿或站姿均可，或每日坚持做跳跃运动 50 次，可大大增高骨密度。

3. 敷贴麻黄、当归尾、附子、透骨草、红花、干姜、桂枝、牛膝、白芷、荆芥、防风、木瓜、生艾绒、羌活、独活各等份。以醋、水各半煎浓汁，再将铁砂加热后搅拌而成。使用时加少许醋拌匀（置布袋中），热熨患处，每日 1～2 次。

4. 生活小节上，注意保暖，不要受凉，床硬度适中，不可过硬过软，节房事，保肾精，强腰膝，防骨折。

5. 老年人消化功能差，进食少，多有营养缺乏，致使蛋白质、钙、磷、维生素、微量元素摄入不足，因此，平时多摄入含钙量较多的食物，如奶类、虾、鱼、贝壳类、骨骼制品、豆制品及绿色植物，如芹菜、油菜、萝卜缨、白菜、蒜苗、韭菜、大枣、柿子、橄榄等富含维生素 D 的食物，适当日照（上午 10 点和下午 3 点，室外）帮助钙的吸收；多吃富含钾和镁的蔬菜和水果，如香蕉、土豆、柑橘、甜瓜、西红柿、牛奶、鱼、绿叶菜、粗杂粮。

6. 推荐滑嫩鲜虾粥：大米半杯，鲜虾 50 g，芹菜末少许，盐少许，用小火将大米慢熬成粥状，将提前蒸熟的虾切成小粒，放入粥内，加入少许盐，再熬 5 分钟，最后放入芹菜末拌匀即可吃，常吃对预防骨质疏松有一定的帮助，对老年骨质疏松有很大益处。

三、病案举例

刘××，女，61 岁，自述腰背酸痛，四肢无力，怕冷近 10 年，多次以抗风湿、温肾之药治疗，效果不明显，曾生育四胎，存活二胎，48 岁绝经，绝经前每月月经量多。腰背酸痛，天冷及劳累后加重，久坐、起床后疼痛明显，常抽筋、脚麻木而冷，头晕目眩，尿多，查腰椎正侧片示腰椎退行病变，按骨质增生治疗，还是常反复发生，外院确诊为老年骨质疏松症，予钙剂、维生素 D 等药物。刻下症见：面色萎黄，头发稀少，黑白相间，干枯，舌质紫暗，苔薄白，脉细涩，投山茱萸 10 g，骨碎补 10 g，淫羊藿 10 g，核桃肉 10 g，川杜仲 15 g，丹参 15 g，黄芪 15 g，当归 12 g，熟地黄 12 g，山药 15 g，以温补肾阳，气血双调，活血通络。10 月 26 日，服药后，诸症缓解许多，做丸剂缓缓图治，在原方基础上 10 倍量，再加巴戟天 150 g 研细末，炼蜜为丸，每丸 10 g，每日 3 次，再配合绿色自然调养，并嘱多吃含钙、含维生素 D 高的食品，多晒太阳，进行多方面的保养，追访 6 个月，病情平稳，未见反复。

四、编者按

《素问・上古天真论》曰："女子七岁，肾气盛……七七任脉虚，太冲脉衰少，天癸竭，故形坏而无子也。"这里指的是人体的衰老，随年龄的增长，各脏腑功能不断变化，特别是先天肾脏，肾为五脏之主，气血生化之源，真阴真阳，真水真火之根，经脉之体，当肾功能衰退，必然影响肾，肾主骨，生髓；其次为后天脾胃，脾胃功能减退，则脾不能为胃行其津液，传送清气给其他脏腑，致使不能充养先天，先天不足，先天又不能济养后天，所以笔者取山茱萸、杜仲、补骨脂、淫羊藿、核桃仁补先天之肾阳不足，以济养后天；配党参、黄芪、当归、山药益气健脾补后天，以充养先天之不足，先后天互补，真阴真阳，真水真火充实了，人之衰老也减慢了，疼痛得其荣，也就不痛了，党参、黄芪、当归、熟地黄、山药以调补气血充实后天，又可充养先天之肾，肾精强盛，以养骨，骨得滋荣，则骨健壮；肾气虚弱，不能激发和推动血液循环，血液流动缓慢，久则瘀滞形成，所以又佐丹参活血化瘀，促使血流循环不息，这样精液充足、骨髓充盈，骨小梁也就增多了，骨密度增多了，达到了缓解骨质疏松的目的，坚持药养结合，病即可逐渐恢复。

第五节　干燥综合征

干燥综合症是一种以泪腺和唾液腺分泌减少为主要特征的慢性炎症性自身免疫病，也表现为体内体外干燥性综合症候群，好发于中老年女性，常表现为眼角膜、结膜、口腔咽部干燥或有异物感，灼热感，干燥易疲劳、口干口渴，多喜热饮，饮食减少，更感食物干燥难以咽下，必用汤水送，下肢紫斑，阴毛干燥、易脆，舌面干燥，舌质红，舌乳头萎缩干裂，少苔或无苔，脉沉细而涩，其发生原因主要是热邪燥毒，损伤津液，或久劳耗阴损液而成。

一、中医特色诊断

【望诊】老年人，体瘦，慢性病容，颜面憔枯少华，皮肤干燥，舌面干燥，舌质红，舌乳头萎缩，有干裂，少苔或无苔。

【闻诊】未闻及特殊气味，声音嘶哑。

【问诊】眼干涩，口腔咽部干燥，灼热，口干口渴，喜热饮，饮食减少，吃东西时感食物干燥难以咽下，有时要以喝水送下，伴有腰膝酸软、乏力，皮肤常有紫块，多见下肢，阴道干，毛发干燥，易脆。

【切诊】脉沉细而涩。

【特殊检查】半数可触及腮腺肿大，颌下腺及舌下腺肿大，少数淋巴结及肝脾大。实验室检查：血清中丙种球蛋白增高，抗甲状腺抗体阳性，类风湿因子（+）。

【辨证】辨为阴津暗耗致气阴两虚、热邪燥毒为患。

二、中医特色治疗

【治疗原则】养阴生津，清热润燥

【绿色中药】沙参 12 g，麦冬 10 g，玉竹 10 g，白芍 10 g，丹参 30 g，玄参 15 g，黄精 10 g，生地黄 20 g，鹿衔草 15 g，虎杖 10 g，甘草 5 g。

【加减用法】气虚，神酸乏力，易疲劳者，加黄芪 30 g、党参 15～30 g；腰膝疲软，加淫羊藿、狗脊；关节疼痛，加秦艽，上肢加羌活，下肢加独活；咽喉干痛明显，加金银花、桔梗；纳谷减少、口无味，加鸡内金、山楂；腮腺肿大，加夏枯草、牛蒡子；阴道干燥者，加人参、熟地黄（两仪膏）；皮肤瘙痒者，加制何首乌、地肤子。300 mL 左右开水冲服，每次 1 袋，每日 2 次，饭后温服。

【主方来源】摘自《温病条辨》之“沙参麦冬汤”加减味。

【绿色药膳】

1. 菊花罗汉果饮

1）原料：白菊花 9 g，罗汉果 1 只。

2）做法：将上 2 药泡茶饮用。

3）功效：清热润肺明目。经常饮用，对目涩、口干有效。

2. 杏仁露

1）原料：甜杏仁 10 g，藕粉 50 g。

2）做法：甜杏仁炒熟研粉，加入藕粉，开水冲成糊状，随时食用。

3）功效：清燥润肺。

【绿色自然疗法】

1. 润肤膏：当归、蜂蜡各 15 g，紫草 3 g，香油 125 mL，地骨皮、白矾各适量。将当归、紫草与香油同熬至药枯，滤清；将油再熬，入蜂蜡化尽，待冷备用，以地骨皮、白矾煎液，泡洗患处至皮损变软时，涂上药膏，每日3～5次。

2. 打坐疗法：可以静气功打坐，调节心情，减少耗气，注意养气生津，具体方法是：取坐位，或仰卧位都可，全身放松，舌抵上颚齿唇间，先由上丹田（两眉间）开始，默念“生津”，然后依次至眼、口、舌、咽喉、胃、下丹田、会阴、涌泉穴，每处默念“生津”三次，如始顺序，反复 10 余次，当口中有津液时，慢慢咽下，津液复、干燥不适可缓解。

3. 注意眼、结膜、口腔卫生，多喝温水，0.5％甲荃纤维素眼药水滴眼，唇部涂硅霜，皮肤涂甘油或口服两仪膏（人参、熟地黄），保持皮肤滋润，用碱性小的皂类，冬季洗澡不能过勤。

4. 勤换衣裤、被褥，保持皮肤清洁，少用或不用碱性肥皂，可用复方甘油止痒乳、维生素 E 乳等；注意阴部卫生，适当使用洁尔阴洗液或润滑剂。有皮损患者及早到医院治疗。

5. 生活饮食方面，以清淡为主，可多吃豆类、蔬菜、水果、海藻类碱性食物，少食鱼腥、蟹、海味、辛辣、葱、蒜、韭菜、酒，避免温性食品。

三、病案举例

史××，女，63岁，因眼角膜、结膜、口舌咽喉干燥1年多，吃药不见明显效果，外院确诊为老年干燥综合征，同时伴有腰膝酸软、无力、失眠，饮食难进，甚至要用汤水送下，有灼热感、灼心感，易感冒、易疲劳，体形消瘦，面色苍老少华，外阴干燥而痒，大便干，舌质红、少苔，舌面干燥有裂纹，脉细数而带涩。以投沙参10 g、麦冬10 g、玉竹10 g、生地黄20 g、玄参15 g、石斛10 g、白芍10 g、甘草5 g、黄精15 g、党参15 g、制何首乌15 g、虎杖30 g，结合绿色自然调养，坚持治疗2个月，病情基本缓解，红细胞沉降率控制在12 mm/h。

四、编者按

老年人干燥综合征，其病情多样，病机错综复杂，治疗有一定难度，临床一般是男女均可发生，但以女性多见，西医认为与免疫有关；中医认为与先天禀赋不足和后天邪毒化燥伤津关系密切，这里的先天是指肾，肾主五液，以维持体内水液平衡，当失去平衡，则肾阴火偏旺，阴虚生内热。热灼伤津液，布津缺乏，内燥而成；再加后天邪毒积久化燥，化燥也伤津液，内外津液受伤害，同时也会影响血液运行，日久形成瘀滞，瘀热蕴结，燥毒重生，又伤津液，这样反复的耗气伤津，导致气阴两伤，燥毒倡盛，而造成复杂的一系列病改变，故投大剂量之沙参、麦冬、生地黄、玄参、玉竹、石斛以养阴生津润燥，以解燃眉之急，配黄精、黄芪、党参益气养阴生津，扶正祛邪；配白芍、甘草酸甘化阴，协调滋阴生津；何首乌补血润燥；虎杖清热毒、润燥；丹参活血化瘀，改善微循环，用甘草解毒润燥，全方具有滋阴清热，生津润燥，益气养阴，解毒润燥，以养阴生津治本，解毒润燥治标，标本兼顾，调养结合，达到诸症缓解，逐步康复的目的。

第六章 神经系统疾病

第一节 一过性脑缺血发作

一过性脑缺血发作，指的是脑血管、椎-基底动脉系统和颈动脉系统缺造成的脑部功能障碍的一类疾病，和中医的眩晕、中风先兆相似。脑在颅腔内，为元神之官，生命之主宰，脑藏髓，主神志，智能出焉；当由中年进入老年后，脏腑功能的衰减、肝肾功能亦衰减、精血开始缺乏，骨髓空虚，不能生髓充脑，气血失荣，阴阳失调，造成脑部功能发生一系列的病理变化，出现短暂性的头眩、头胀、眩晕、单侧肢体麻木或偏瘫、流涎、说话不流利、视物改变、四肢不灵活、持物不稳、易掉东西，或走路脚不听使换，或短暂昏厥，舌紫暗，有瘀点，脉弦滑或细涩之肝肾阴虚夹瘀血证候；或气短乏力、自汗、舌淡紫、脉缓涩、气虚血瘀之症，尽量早发现早治疗，否则引起中风偏瘫、失语、生活不能自理等严重后果，还可反复发生。

一、中医特色诊断

【望诊】中老年人，体形或胖、或瘦，慢性病容，发作时可能神志不清楚，面色少华，精神不振，肢体可能不灵活，舌紫暗，或淡暗，或舌边有瘀点，或齿印，或流涎。

【闻诊】发作时，说话声音不清，或说话不流利，或语声低。

【问诊】有高血压，或过去有发作病史，头晕目眩、站立不稳、恶心、呕吐、眼花、眼蒙、眼震、复视、麻木、猝倒、神清或一过性失语、偏瘫、单侧为多，只要是起病急、出现眩晕、恶心、视觉障碍意识模糊、发音、肢体障碍，就可能是中风先兆。

【切诊】脉弦滑或细涩，或缓涩。

【特殊检查】CT 可发现颅内病变。

【辨证】可辨为肝肾阴虚，夹瘀血，或气虚血瘀。

二、中医特色治疗

【治疗原则】益肾潜阳，清脑通络，或益气化瘀。

【绿色中药】枸杞子 10～15 g，菊花 10～20 g，生地黄 10 g，山茱萸 12 g，山药 12～15 g，牡丹皮 6 g，泽泻 10 g，茯苓 10 g，天麻 15 g，女贞子 15 g，丹参 20～30 g，山楂 30 g，水蛭 3～5 g。

【加减用法】一过性肢体麻木，加黄芪 30～50 g、地龙 10 g；舌强加僵蚕 10 g、钩藤 15 g；头晕烦燥，加栀子 10 g、石决明 15 g；舌下瘀斑，加桃仁 10 g、红花 3～5 g；心悸、胸闷，加瓜蒌 15 g、酸枣仁 10 g；口角流涎，加益智 3 g；大便干结，加草决明 30 g。300 mL 左右开水冲服，每次 1 袋，每日 2 次，饭后温服。

【主方来源】摘自《医级》之“杞菊地黄丸”加女贞子、天麻。

【绿色药膳】

1. 桃仁决明蜜茶

1）原料：桃仁 10 g（打碎），草决明 12 g，白蜜适量。

2）做法：将桃仁、草决明同煎取汁，兑入白蜜调服。

3）功效：清肝息风，活血通络。

2. 天麻钩藤白蜜饮

1）原料：天麻 30 g，钩藤 30 g，全蝎 10 g，地龙 10 g，白蜜适量。

2）做法：将四药同煎，去渣取汁，调入白蜜，空腹服用。每日 2～3 次，每次 20 mL。

3）功效：平肝潜阳、息风通络。

【绿色自然疗法】

电针疗法

1. 选择穴位：百会、大椎、风池（双）、合谷（双）、后溪（双），均用电子笔点刺，每穴 6～10 秒。

2. 高电位治疗：高电位刺激可加快血流，增多供血量，改善细胞营养，加强新陈代谢，疏通经络，调节经络，通畅气血，恢复脑血管血液供应，以改善短暂缺血状况。经临床观察通过高电位治疗病例 200 例，痊愈 106 例；好转 90 例，未愈 4 例，总有效率 98%，对照组 100 例，痊愈 34 例，好转 57 例，无效 9 例，总有效率为 91%。

3. 星姜膏：天南星适量，生姜汁适量。天南星研细末，生姜汁调膏，摊纸上敷贴，分别贴合谷、内庭、太阳穴，左瘫贴右侧，右摊贴左侧，每日 1 次，1 个月为 1 个疗程，一般需作 3 个疗程。

4. 多运动，以散步为主，每日坚持半小时以上，可配合太极拳、八段锦；晚上用热水泡脚，可通过脚底各点对应穴位，疏通各脏腑、经络，以达到提高免疫力和改善症状的目的。

5. 睡前喝杯水，可防缺水引起脑梗死和心肌梗死；当出现症状时，千万别紧张，应马上卧床休息，或去医院救治。

6. 平时注意饮食，建议选择含铬的食物，如黑胡椒、动物肝、牛肉、猪肉、红糖、面包、啤酒、蘑菇、小麦面粉，以及含多种氨基酸的食物，如紫菜、洋葱、大蒜、核桃、黑芝麻、橘子以及灵芝孢子胶囊，等等。

三、病案举例

申××，男，66 岁，患者曾有高血压、高血脂病史，突然出现四肢麻木，以右侧明显，有筷子拿不住、右下肢走路不利索等表现，平时有头晕、头痛、头胀、腰痛、大便干。检查血压 156/100 mmHg，总胆固醇 8.7 mmol/L，甘油三酯 2.87 mmol/L，高密度脂蛋白 1.75 mmol/L，低密度脂蛋白 3.3 mmol/L，舌紫暗，苔薄白，脉弦涩，急投枸杞子 12 g，菊花 10 g，生地黄10 g，山药 12 g，牡丹皮 6 g，山茱萸 12 g，茯苓 10 g，泽泻 15 g，天麻 15 g，女贞子 15 g，丹参 20 g，山楂 30 g，草决明 30 g，水蛭粉 5 g（兑服）。以温肾潜阳，清脑通络。水煎 10 剂，症状基本控制，后期以绿色自然调养巩固。

四、编者按

一过性脑缺血发作，是由多种因素引起的，如肝阳上亢、痰浊壅滞、肾虚血阻、肝肾阴虚、气虚血瘀等。在老年人群中，以肝肾阴虚、气虚血瘀为多见，这与老年人的生理特点有关，《杂病源流犀烛·中风》曰：“人至五六十岁，气血就衰，乃存中风之病，少壮无是也。”本例患者，在中年以后就有肝肾日衰的发病史，如患有高血压、高血脂而没有很好控制，发展到了老年，体力日渐衰减，肝肾日不足，肝阳即偏亢，肝气又不很好发挥疏泄作用，肾虚血瘀明显，脉络受阻，血流不畅，脑部供血不足，出现短暂性脑部缺血发作，所以笔者用杞菊地黄汤滋养肝肾之阴，益肾潜阳。其中以菊花配天麻平肝息风降压；配草决明降血压、通便；配泽泻、山楂降血脂；配女贞子益肝肾、安五脏、强腰膝、抗衰老；丹参味苦性寒，入血归心，能清心火，除血热，活血化瘀，通利窍络，改善血液循环，达到降血压的目的；中医史上著名的金元四大家之一的李东垣曾说："山楂之甘，宜脾脏食积，食积，而不伤于刻，行气血而不伤于荡。"故加入山楂既可活血化瘀，还可消食降血脂；水蛭化瘀，水蛭素能阻止凝血酶对纤维蛋白原的作用，有抗凝血和降血脂的特别作用。

高电位治疗，可以改善血液的酸性化，使病态的弱酸性血液恢复到理想的弱碱性血液，使血流得到净化，提高血红蛋白的含氧量，改善血液循环、降低血液黏度和血脂，而发挥治疗作用。

饮食调养也是预防脑缺血发作的重要一环，多吃绿色植物，如蔬菜、水果、苔菜、豆类及制品、海带、香蕉、苹果、燕麦、花生、芝麻、核桃、杏仁、松子等，可少量食用，动物内脏，满足人所需要的营养、微量元素即可，减少胆固醇合成，对防止脑细胞的缺血、缺氧有不可估量的作用。

总之，本方特点：一是以杞菊地黄汤加女贞子补其肝肾不足，益肾潜阳治其本，菊花、天麻、草决明降血压，又降血脂治其标；二是丹参配水蛭、山楂三味药有多功能，活血化瘀、通利血脉，对久病顽疾有瘀血者最宜；三是有强精髓、通血脉、软化血管、净化血液，达到精足、气旺、血畅，则一过性脑缺血发作得以改善，一法治三病，妙哉！

第二节　脑梗死后遗症

脑梗死是指供应脑部某部位动脉硬化（动脉粥样硬化），发生管腔狭窄或闭塞和血栓形成，导致急性脑供血供氧不足而引起脑组织坏死后，遗留偏瘫的一类疾病，又称动脉粥样硬化血栓形成性脑梗塞后遗症。"脑为元神之府""脑者、髓之海，诸髓皆属于脑"。人到中老年，各脏腑功能都在衰退，脑作为主宰生命活动和人的精神活动的脏腑，更是首当其冲。人到中年出现记忆力下降等表现既是“髓海空虚”的表现，而肾主骨生髓。年老肾精亏乏，气血不足，精液不能充髓，也不能荣脑，则脑失所养，当受到外来因素，如肝风上扰、风邪、痰浊、瘀血互结，引起肝阳上亢，出现轻则仅局部肢体麻痹乏力，重则口眼㖞斜，语言不利，半身不遂，偏瘫，失语，神志不清，遗尿，便干结等症状，即使积极治疗，往往还是留有后遗症，常以肝肾阴虚，气虚血瘀多见，多年来临床报道较多，但疗效也不一。

一、中医特色诊断

【望诊】中老年人，慢性病容，体形稍胖，眼闭合不紧，嘴角㖞斜，流涎，左或右上下肢偏瘫，舌歪质淡夹瘀斑，面色苍白少华，精神不振。

【闻诊】语言不流利，吐字不清楚，无特殊气味。

【问诊】有动脉粥样硬化或高血压、高血脂、高血糖病史、吸烟史，大多夜间突然起病，主要表现为：头晕头痛、恶心、偏瘫，感觉手脚麻木疼痛、流涎、说话不流利、口眼歪斜或神志不清楚、大便干结。

【切诊】脉细涩。

【特殊检查】头部CT可帮助诊断，另外还应检测血压、血脂、血糖等。

【辨证】辨为气虚血瘀，络脉闭阻。

二、中医特色治疗

【治疗原则】益气化瘀，滋肾通络。

【绿色中药】炙黄芪30～50 g，当归10 g，赤芍10 g，川芎10 g，桃仁8 g,红花6 g，地龙10 g，丹参15 g，山楂15 g，牛膝10 g，桑寄生15 g，路路通20 g，鸡血藤30 g。

【加减用法】语言不利者，加天竺黄、石菖蒲、郁金；肢体麻木者，加豨莶草、三七；四肢凉者，加桂枝；抽动者，加全蝎、蜈蚣；血脂高者，加苍术、白术、陈皮、茯苓、法半夏；血糖高者，加黄芪、苍术、地锦草、生蒲黄；若肝肾阴虚者，仙鹤草配僵蚕；高血压者，水蛭与土鳖虫配伍降血压。300 mL左右开水冲服，每次1袋，每日2次，饭后温服。

【主方来源】摘自《疑难病证治》和《医林改错》之“补阳还五汤”加减组成。

【绿色药膳】

1. 枸杞桃仁鸡丁

1）原料：枸杞子 90 g，核桃仁 50 g，嫩鸡肉 600 g，鸡蛋 3 个，鸡汤 150 g，猪油 200 g，食盐、味精、白糖、胡椒粉、芝麻油、淀粉、绍酒、葱、姜、蒜各适量。

2）做法：将枸杞子、桃仁用开水泡后去皮，鸡肉切成 1 cm 见方的丁，用食盐、味精、白糖、胡椒粉、鸡汤、芝麻油、淀粉兑成汁待用。将去皮核桃仁用温油炸透，兑入枸杞子即起锅沥油。锅烧热注入猪油，待油五成热时，投入鸡丁快速滑透，倒入漏勺内沥油，锅再置火上，放入热油下入姜、葱、蒜片稍煸再投入鸡丁，接着倒入滋汁，速炒一下投入桃仁、枸杞子，搅匀即可。佐餐食用。

3）功效：补肾壮阳、明目健身。

2. 地龙桃花饼

1）原料：黄芪 100 g，干地龙 30 g（酒浸），红花、赤芍各 20 g，当归 50 g，川芎 10 g，桃仁 15 g（去皮尖，略炒），玉米面 400 g，小麦面 100 g，白糖适量。

2）做法：将地龙烘干研粉；将黄芪、红花、当归、赤芍、川芎浓煎取汁；将地龙粉、白糖、玉米面、小麦面混匀并以药汁调和成面团，分制为 20 个小饼；将桃仁匀布于饼上，入笼中蒸熟。每次食饼 1～2 枚，每日 2 次。

3）功效：益气活血，通络起痿。

3. 天麻杜仲茶

1）原料：天麻、怀牛膝、炒杜仲各 15 g。

2）做法：将天麻、怀牛膝、炒杜仲捣碎，煮水代茶饮。

3）功效：息风活血通络，适用于各类型脑梗死的辅助治疗。

【绿色自然疗法】

1. 电针疗法：人中配内关（双）、三阴交（双）、委中（双）、极泉（双）、尺泽（双）、风池配完骨（双）、天柱（双）、风府（双）；以电针刺激穴位，每穴 3～10 秒。

2. 灸法：神阙、关元、足三里、绝骨、肾俞、曲池、气海、风池、合谷、肩髃、风市、阳陵泉、环跳。每次选用 4～5 个穴位，每穴每次灸 20～30 分钟，5～10 分钟为 1 个疗程。

3. 牙皂膏：猪牙皂 500 g，醋 150 mL，麝香适量。猪牙皂角为细面，密封备用。米醋 150 mL，铜锅煮沸，加入牙皂适量，边加热边搅动，约 10 分钟，即成黄褐色糊状药膏。取 7~8 层纱布敷料 1 块摊上药膏，药膏上撒麝香，趁热敷于患侧面部，胶布固定，每日 1 换。用于口眼㖞斜。

4. 中风膏：丹参、牡丹皮、全蝎、元胡等为主要辨证加减。将药制成直径 16 mm 的药膏备用。廉泉、华盖、涌泉（双）、神阙等贴敷药膏，每日 1 次，15 日为 1 个疗程。功效活血通络、益气强筋、回语开窍。

5. 黄芪红花方：黄芪 20 g，红花 10 g，桃仁 10 g，蔓荆子 10 g，马钱子 10 g。水煎取液，擦浴患肢。

6. 桃栀冰片糊：桃仁、栀子各 7 枚，冰片 3 g。上方共研细末，加白酒适量调为稀糊状，外敷于患侧足心涌泉穴，每日 1 换。活血通络，适用于中风后遗症。

7. 高电位治疗仪：黑龙江中医药大学附二院唐强等报道 40 例，分二组。治疗组：治愈 15 例，显效 3 例，有效 1 例，无效 1 例，治愈率为 75%，总有效率为 95%。对照组：治愈 8 例，显效 4 例，有效 3 例，无效 5 例，治愈率 40%，总有效率为 75%。相对以下高电位治疗仪可明显提高疗效。

8. 药物按摩疗法：水蛭 3 g，土鳖虫 5 g，路路通 30 g，豨莶草 30 g，鸡血藤 30 g，丝瓜络 30 g，煎取药汁 800 mL，趁热按洗患肢（冬天注意保暖），药汁冷后再加热，每日 2~3 次；按洗后，用搓滚法将上、下患侧和健侧，搓滚后，使肢体（患肢）有热感为好，同时点击合谷、曲池、极泉、环跳、风市、阳陵泉、太溪、涌泉各穴 36 次，然后再活动各肢关节，可活血通经络，打通经络。对促使血液流动，化瘀通络非常有利，坚持锻炼会获得理想效果。

9. 日常调护：调节心情，寒温适宜，适当运动，饮食均衡，以清淡、少油腻、易消化为原则，限制动物脂肪摄入，如猪油、牛油、奶油、动物内脏、肥肉、蛋黄、鱼子。宜食豆油、菜油、芝麻油、花生油；蛋清、瘦肉、鱼类、豆制品；多吃新鲜蔬菜和水果、含碘的食物，如海带、紫菜、虾米，限盐、限辛辣、冷、生等食物，忌酒、忌茶、忌咖啡等饮品。宜食芹菜、洋葱、紫菜、木耳、银耳、香菇、蒜、萝卜等蔬菜；苹果、猕猴桃、蜜橘、核桃、葵花子、大枣、香蕉、杏仁等水果。

三、病案举例

张××，男，69 岁，患脑梗死伴后遗症 12 日，现在症：左侧上下肢偏瘫，手指呈爪形，不能持物，左脚无力麻木欠温，足趾部下垂，行走困难，头晕无力，口眼㖞斜，语言欠流利，吞咽困难，食欲减退，大便 2~3 日 1 次，舌质淡暗，舌下静脉怒张色紫，舌苔厚滑腻，脉细而涩。血压 156/96 mmHg，血脂：总胆固醇 8.0 mmol/L，甘油三酯 2.31 mmol/L，高密度脂蛋白 1.3 mmol/L，低密度脂蛋白 2.3 mmol/L。中医诊为：中风后遗症。眩晕，痰浊为患，当按气虚血瘀、痰瘀阻络施治。投炙黄芪 30 g、当归 10 g、赤芍 10 g、川芎 10 g、桃仁 8 g、红花 6 g、地龙 10 g、丹参 15 g、牛膝 15 g、桂枝 10 g、石菖蒲 10 g、郁金 10 g、天竺黄 10 g，服用 10 剂，水煎服，服法同上。

二诊，2011 年 4 月，变化不明显，在原方的基础上加强化瘀之品，入水蛭 6 g、三七 3 g（抖）、鸡血藤 30 g 等，再随症变化增减药物，配合高电位治疗仪点刺穴位，按摩、运动、饮食多方结合，1 个月后，各临床症状有明显改善，建议继续治疗。

四、编者按

《景岳全书》曰："凡此病者，多以素不慎，或七情内伤，或酒色过度，先伤五脏之真阴……阴亏于前，而阳损于后；阴陷于下，而阳浮于上，以致阴阳相失，精乏不交。"当今社会，物质生活水平的不断提高，酒肉无度、气候变化、工作压力、熬夜贪睡、活动减少等因素的影响，到老年期，机体脏腑功能不断减退，造成五脏皆虚，尤以影响肝肾之精，气血的生化和运行，有"阴自半"之理，实指阴虚而言；刘完素曰"肾水虚之说"，或有"精血耗衰，水不涵木……"；王清任在《医林改错》中曰："亏损之气，是其本源。"这些古训，都指的是肝肾阴亏，阴精不足，精不化气，元气虚，亦气虚，气虚一旦不能达于血管，则血管内无气，无气则血不行，血液凝滞于血管内，日久日积，积之成瘀，阻塞脑络，形成气虚血瘀，偶尔再受到外来因素诱发而产生本病，所以古人认为"气虚血瘀是中风病的主要病机"。而临床上不少医者都以气虚血瘀论治，但有的效果一般，有的效果明显，这与灵活运用有关，有人用炙黄芪，而且用量较大，多则用黄芪 100~200 g，主要是补气化瘀、益气固表；《证治准绳》曰："卒仆偏枯之证，虽有多因，未有不因真气不周而病者……黄芪助真气者也。"虽有助真气不足之功劳，但也不能久服，否则易上火生他疾。黄芪可扩张血管、降低血压、强心、保肝；配丹参、水蛭活血祛瘀生新，养血通络，而养血不留瘀、活血不伤正，据现代医学研究，还可改善循环、促进组织的修复和再生、降低血脂，所以水蛭宜早用，可抑制凝血功能和溶栓活力，可以较快改善临床症状，并预防动脉粥样斑块的形成；配用三七，加强化瘀、清洗血管、溶解血栓。川芎、赤芍均有活血化瘀、扩张血管、改善血液循环，与黄芪配合，共同起到化瘀通闭、祛瘀生新的作用；地龙性走窜，善于通行经络，与黄芪、川芎之类配用，增强通经活络的作用，是气虚血瘀中风后遗症不可缺少的药物；桃仁、红花、鸡血藤活血通络；路路通祛风通络；天竺黄、石菖蒲、郁金配伍开窍醒脑，祛痰降浊；牛膝、桑寄生补益肝肾，强筋壮骨；山楂有消食活血，既可活血化瘀，又可防伤血，还可降低血脂，是心脑血管病等慢性疾病的安全用药。

本治法有3个特点：一是黄芪用炙黄芪，以增加补元气之力，且用量较大，是因为老年人多以气虚为主，元气不足则推动无力，中风发生后，元气再受到耗损，血行迟缓，血液凝滞、瘀阻脉络和脑窍。根据气血理论，气为血帅，气行则血行，气虚则血瘀，因此通过补足元气，可使血瘀得到缓解，还可以起到散瘀，降低血液黏稠度，抵制血小板聚集，清除自由基及抗脂质过氧化等作用；二是笔者常早用水蛭，对缺血，或出血都有很好的祛瘀而不留瘀作用（能抑制血小板聚集之故），并配合三七，加强溶解血栓的作用；三是高电位治疗仪点穴强刺激，可起到活化细胞，疏通血管和经络的作用，对中风后遗症，比单纯的针灸按摩疗效更加显著。

第三节 脑萎缩

脑萎缩是指脑动脉粥样硬化，导致脑部慢性进行性缺血、缺氧，表现为脑功能障碍、精神障碍、后期局灶性损害为特征的一种脑病症候群。中医有先天肾虚和后天脾胃失养，造成髓海减少而不能上充于脑，脑失滋养则枯萎，常表现为头痛或头胀、眩晕、精神萎靡、失眠多梦、记忆力明显减退，昨日的事或今日上午的事，下午就不记得。思维迟钝、行动迟缓、理解能力差、肢体麻木，进一步发展，脑部组织会出现弥漫性损害，如发生痴呆、肢体震颤，或中风，或癫痫样发作，此类疾病发病率逐年上升，为老年人正常生活带来极大困扰。

一、中医特色诊断

【望诊】老年人，慢性病容，颜面少华，行动迟缓，精神不佳，表情呆滞，舌质暗红，苔薄白。

【闻诊】多有口臭。

【问诊】常有一过性脑缺血发作史，脑功能障碍和精神障碍病史；头痛、头晕、头胀、失眠多梦、记忆力减退、思维迟钝、行动走路不稳，肢体麻木、发呆、精神萎靡、四肢无力、饮食一般不多、小便短、大便干结。

【切诊】脉沉细或弦细。

【特殊检查】头部 CT 示：脑实质变小，脑沟增宽，尤以额叶、颞叶为甚；镜检：呈形胶质细胞增生，脑实质内血管周围间隙增宽，皮质、基底节、桥脑、小脑可见大小不一的软化灶，或弥漫性出血。实验室检查：血脂可增高。

【辨证】辨为气虚血瘀、脑髓亏损、不荣失养所致。

二、中医特色治疗

【治疗原则】补气活血、滋肾开窍。

【绿色中药】炙黄芪 30 g，当归 10 g，赤芍 10 g，三七 3 g，川芎 10 g，桃仁 10 g，红花 6 g，熟地黄 10 g，山茱萸 10 g，核桃仁 10 g，石菖蒲 10 g，益智仁 15 g。

【加减用法】失眠者，加酸枣仁、远志；阴阳两虚者，加鹿角胶、肉苁蓉、巴戟天、紫河车；表情迟缓，加苏合香 0.5 g 冲服。300 mL 左右开水冲服，每次 1 袋，每日 2 次，饭后温服。

【主方来源】摘自《医林改错》之“补阳还五汤”加减。

【绿色药膳】

1. 川芎黄芪粥

1）原料：川芎 30 g，黄芪 30 g，粳米 100 g，冰糖适量。

2）做法：将川芎、黄芪煎熬 3 次，收取 4000 mL 备用。将粳米洗净，放入锅中，加入川芎、黄芪汁，中火烧至米烂，放入冰糖即可。

3）功效：益气活血、强身益寿。

2. 肉苁蓉炖乳猪脑

1）原料：肉苁蓉 30 g，乳猪脑 1 具，少许生姜、葱白，花椒 10 g，熟地黄 10 g。

2）做法：将以上主料放入沙锅，加适量水炖熟，加辅料及盐少许即可。适温空腹食用，每剂分 2 日食完，每周 1～2 剂。

3）功效：添精补髓。

3. 扁豆苡蓉粥

1）原料：炒扁豆 60 g，肉苁蓉 30 g，山药 30 g，粳米 100 g。

2）做法：炒扁豆、肉苁蓉、山药同粳米煮粥，每日 1 剂，空腹当早餐食用。

3）功效：脾肾双补，精血共调。

【绿色自然疗法】

1. 增强锻炼，特别是脑的保健。要从 40 岁开始，用手指拍打头部，由前额、头顶、颈后脑壳、两侧太阳部，各轮流拍打 150 次以上，用力揉按，力量均衡适中，不能过重，每日早晚坚持，帮助脑部加强血液循环，改善脑组织短暂的缺血、缺氧，笔者已坚持 40 多年了；同时要科学用脑、用手，按照“用进废退”的理论，要读书、写字、用脑做事、学电子琴、学唱歌、跳舞，不能老了坐着享福，建议每日按压承浆穴（唇下凹陷处），对延缓大脑衰老有奇特作用。平时保持大便通畅，饮食不过量，多交朋友，戒烟限酒，养成早睡早起的良好生活习惯。

2. 高电位治疗仪可以作保健治疗，每日 30 分钟，等于在户外活动 3 小时的运动量，可起活血化瘀，活化细胞、疏通血管、提高自主神经，延长生命的作用。

3. 饮食上提倡吃丰富的营养，蛋白质食物，尤以猪脑髓每周 100 g，猪肝每周 100 g，猪肾每周 100 g，轮换吃，以脏补脏，补肝肾生髓，恢复脑细胞功能；核桃仁、黑芝麻、黑豆、黑木耳、桑椹、覆盆子、灵芝系列都是补脑之物，以及新鲜水果、蔬菜多样化，都会有帮助。

三、病案举例

江××，男，73 岁，家人代述：2 年来感双下肢无力，行动迟缓，时而走路不稳，要持手杖，记忆力大减，常不知饥饿，还叫不出子女名字，表情淡漠，少言懒动，四肢欠温、消瘦、食少、便干、舌淡紫、苔白、脉细无力。外院CT报告：脑叶萎缩；血液检查：白细胞 3.5×10^9/L，血小板减少。西医诊断为脑叶萎缩、脑动脉粥样硬化。中医认为年老肾精亏虚，无能充养脑髓；脾虚不能化生精血，供给脑髓，致脑髓空虚，脑失滋养则脑叶枯萎，属“健忘”“虚劳”之类，急投炙黄芪 30 g，当归 10 g，赤芍 10 g，川芎10 g，三七 3 g，桃仁 8 g，红花 6 g，熟地黄 10 g，山茱萸 10 g，核桃仁 10 g，石菖蒲 10 g，益智仁 15 g，牛骨髓 100 g，紫河车 6 g，肉苁蓉 10～15 g，炒山楂 15 g，炒谷芽 10 g，炒麦芽 10 g，砂仁 10 g，酸枣仁 10～15 g，以健脾生血、益气养血活血、滋肾开窍，经较长时间调治，病情基本得到缓解，记忆力有所改善，精神状态好转，食欲、睡眠等方面改善，行走稳，生活基本可以自理。

四、编者按

脑萎缩是现代医学名，实属中医学“健忘”“头痛”“虚劳”“痴呆”等范畴。这种病多发生在老年人，主要是老年人的生理特点所决定，《灵枢·天年》曰“五脏皆虚，神气皆去”“五脏皆虚、穷必及肾”“脾虚皮肤皆枯”，指的是老年人五脏虚衰、功能减退其病机。一是肾虚衰更为明显，表现为肾精不足，肾主骨、生髓，脑为髓之海，老年精不足，髓海空，失荣则枯萎。二是脾虚，脾虚不能充养先天，以致气血、津液、精亏乏，也使脑失荣则枯萎。所以《素问·阴阳应象大论》曰“年四十，而阴气自半也”，这里阴气是指血气、阴精，阴精不足，精不化气，则气虚；汪昂曰：“人之精与志，皆属于肾，肾精不足，则志气衰，不能通于心，故迷惑善忘也。”精不足，使人健忘，所以精、气、血、神的虚衰是脑萎缩的重要原因，贯穿人体衰老的始终。故用灵芝、炙黄芪补元气，使气旺则血行，据现代医学研究，灵芝、黄芪均可延缓细胞衰老过程，延长细胞寿命、消灭自由基、抗衰老、调节免疫、兴奋中枢神经系统，提高抵抗力、扩张血管、降血压、降血脂、降血糖、强心、保肝、抗癌，促进骨髓造血功能，以充养脑髓，黄芪还可增强记忆力；配伍当归、熟地黄、川芎补气活血、养血，配桃仁、红花、赤芍活血化瘀，促使气血旺盛，降低血液黏度，血液循环川流不息，从而活血而不留瘀，血脉通畅，脑得充养；配三七，可活血化瘀，并提高对脑部供氧利用率，清除自由基，改善睡眠。配伍补肾生精之山茱萸、熟地黄、核桃仁、紫河车、牛骨髓之类，补益肾精、填精滋肾养脑；石菖蒲、益智仁醒脑开窍。

该患者在自然衰老的过程中，出现白细胞减少、血小板减少，实际上是一种精血、气血亏虚的表现。笔者取前人之经验，以牛髓、龙眼肉、大枣、红花填精髓、益气、养心安神、化瘀，使脑功能、精神得到恢复，促进康复。

脑萎缩是一个慢性发展过程，老年人中普遍存在，只是轻重程度不一，早晚不一，但都可预防，坚持每日按摩承浆穴，对老年人脑萎缩有很好的预防和治疗作用；坚持“脑体结合”，坚持拍打头部和科学用脑，会减轻脑萎缩或延迟脑萎缩的到来。

第四节　周围神经炎

周围神经炎，又称多发性神经炎，或末梢神经炎，多由感染、营养不良、代谢障碍及中毒所引起肢体远端对称性感觉障碍，营养功能障碍和弛缓性麻痹，导致以筋脉弛缓、手足痿软无力，不能随意运动和行走为表现的一种慢性疾病。《素问·痿论》曰“五脏使人痿”，本病的发生与湿热、肝肾阴亏有密切关系，中医名家张景岳曰：“则又非为火证……则伤元气者亦有之……元气败伤，则精血不能灌溉，血虚不能营养者，亦不少矣。”因此，周围神经炎，在老年人群中，普遍存在，而且以劳动者占多数，严重威胁中老年人的身体健康，这与长期湿热接触、过劳损精、阳气不足、血行瘀滞是分不开的。

一、中医特色诊断

【望诊】中老年人，慢性病容，面色憔悴，消瘦，行走不便，肢体软而无力，舌质淡暗、苔薄。

【闻诊】语言稍低，可闻及汗味。

【问诊】营养障碍，手脚怕冷、多汗或无汗、指（趾）甲变松脆；感觉障碍，肢体远端对称性针刺、蚁行、麻木、灼热、肌肉压痛。

【切诊】脉细弱，或迟缓。

【特殊检查】远端肌力减退，腱反射减退或消失，肌肉萎缩。

【辨证】辨为阳气虚衰，寒凝经脉。

二、中医特色治疗

【治疗原则】益气和营、通阳行痹。

【绿色中药】黄芪 15～30 g，桂枝 10 g，赤芍 10 g，当归 10 g，鸡血藤 15 g，炙甘草 10 g，忍冬藤 15 g，牛膝 10 g，续断 10 g，豨莶草 30 g，生姜 3 片，大枣 5 枚。

【加减用法】口干苦、小便赤热、舌红，苔黄腻者，三妙散加味清利湿热为先；大便结，加虎杖、大黄泄热通便；肝肾亏损明显者，加杜仲；气短乏力者，加党参、白术、茯苓健脾益气；特别怕冷者，加巴戟天、淫羊藿、附片温补肾阳。300 mL 左右开水冲服，每次 1 袋，每日 2 次，饭后温服。

【主方来源】摘自《金匮要略》之"黄芪桂枝五物汤"加减。

【绿色药膳】

1. 核桃仁炒韭菜

1）原料：核桃仁 60 g，韭菜、香油、食盐各适量。

2）做法：核桃仁先以香油炸黄，后入洗净、切成段的韭菜翻炒，调以食盐。佐餐随意食用。

3）功效：补肾助阳。

2. 菟丝子山药汤圆

1）原料：生山药 150 g，菟丝子 30 g，白糖 150 g，胡椒面少许，糯米粉 250 g。

2）做法：生山药洗净、蒸熟，剥去皮，放入大碗中，加白糖、胡椒面少许。以匀压拌调匀成泥馅备用。糯米粉调水适量，揉拌成软料，再与山药包成汤圆，菟丝子煎水去渣，加水煮汤圆。可做早餐主食，每次食 100 g。

3）功效：补益脾肾。

【绿色自然疗法】

1. 特色针灸：关元、环跳（双）、足三里（双）、解溪、三阴交（双）、阿是穴，先泻后补，或温灸督脉，每日 1 次，以温阳通络。

2. 穴位贴敷：附子、干姜、吴茱萸各等份。研末，蜂蜜调敷于患足涌泉穴，每日换药 1 次。如发生药物性皮炎即停用。

3. 熏洗疗法：当归 15 g，独活、桑枝、威灵仙各 30 g。煎水熏洗，每日 1 次。

4. 适当进行患侧肢体运动锻炼：仰卧，抬高下肢 20～30 分钟，然后两足下垂床沿 4～5 分钟，同时两足及足趾向上、下、内、外等方向运动 10 分钟，再将下肢平放 4～5 分钟，每日 3 次。

5. 高电位刺激，以活化细胞、疏通经络、疏通血管、提高免疫力。

6. 加强运动，自我拍打全身上下、胸部、腹部、背部，用力均匀，不能过重，以能忍受为宜，站、坐姿均可，每次约 10 分钟，每日 2 次，伸伸腰，弯弯腰，颤抖，原地踏步，捏捏有关穴位，以帮助全身疏通经络，促使血液循环，缓解肢体麻木感（拍打器超市有售）；也可温泉水浴，温度不过高，水位不宜超过胸部，特别是体弱老年人，必须由家人陪同（有心脏病的患者不宜温泉浴），每次半小时左右。

7. 多补充含维生素 B_1、维生素 B_2 的食物，如动物内脏、瘦肉、奶类、蛋类、鱼类、贝类以及大米、小米、小麦、燕麦、葵花子等。

三、病案举例

沈××，女，54 岁，诉半年前因天气寒冷，双下肢特别怕冷，近火炉才感到舒服，自认为是天气关系，就没有引起注意，直到 5 月了，脚还是怕冷，出现麻木、走路费劲、易出汗，前医用四逆汤、维生素 B_1、维生素 B_2 温阳及营养支持治疗，病情有所减轻，也反复发作，并有蚁走感，指端刺痛、肌肉有压痛、握力差，也用过当归四逆汤，还是精神差，一日比一日加重，腱反射消失、面色憔悴、舌淡、脉迟缓，当辨为阳气虚弱，寒凝经脉之痿证，投用黄芪 30 g、桂枝 10 g、赤芍 10 g、当归 10 g、鸡血藤 15 g、淫羊藿 10 g、巴戟天 15 g、牛膝 10 g、续断 10 g、附片 6～10 g（先煎）、大枣 5 枚、生姜 3 片之类来调和营卫、温阳、散寒通痹治疗 1 周，感到周身温暖，效不更方，原方续断服用，配合绿色自然调养，同时增加灵芝孢子胶囊“动静结合”调养，2 个月左右，基本康复。

四、编者按

周围神经炎，就是中医学里的“痿证”，“痿”是指肢筋脉弛缓，痿软无力的意思，是五脏的病变，所以有“五脏使人痿”之说，研其病因主要是温毒之邪犯肺、肺热伤津，高源化绝，水亏火旺，筋脉失养，或老年体弱正气亏损，或在壮年房劳过度，伤及肝肾，到老年肝肾功能渐衰，津液枯槁，从而出现四肢软弱无力，特别是双下肢，肢冷、麻木、蚁走感，呈对称性表现，此乃气血不足、营卫不和、血气不能正常运行充养五脏，前人曰："阴气自半矣。"是指血虚也，久病必有瘀，而又有"血虚则麻""血瘀则木"之古训，以虚者为多见，因此，本病的治疗原则应补益气血，调和营卫，温通血脉，滋补肝肾为主，故选黄芪桂枝五物汤治血痹证之麻木不仁，来治疗周围神经炎，其机理是一样的，以黄芪配当归，双补气血；桂枝配芍药调营卫，温通经脉；生姜配大枣，温中散寒，和中益气；忍冬藤配鸡血藤，解毒通络，豨莶草温通经络，利关节、祛麻木，行痹止痛；附片配巴戟天、淫羊藿，益肾温阳，调补肝肾，得荣痛止；甘草协调诸药，共奏调和营卫，温阳通痺，使阳气旺，精血足，营卫和，麻木除，病皆愈，患者康。本病宜早发现，早治疗、疾病晚期气实亏竭，肢体经久不用，难以回天。

第七章 骨科疾病

第一节 颈椎病

颈椎病是一种常见病、多发病，据不完全统计，在亚健康人群中发病率为50%以上，男多于女，在老龄化社会中，以老化、退变为基础的颈椎病发病率成数倍增加，为60%～80%，常常叫脖子病，其原因有两点：一是由于伏案工作、驾驶、长期玩电脑、打麻将等不良习惯引起；二是老年人肾先虚，肾主骨，肝肾同源，肝主筋，筋骨失养，骨质退变，颈周围组织、椎间盘、后纵韧带、黄韧带、脊鞘膜改变，造成颈神经根、脊髓、椎动脉、交感神经受到压迫、刺激所引起相关的症候群，再因受风寒湿、劳伤而诱发，各阶段年龄人群，特别是中老年人群中，容易产生并发症，如痴呆、中风等，所以颈椎病将均可受本病影响成为与现代社会生活习惯相伴随的一个中老年病。

一、中医特色诊断

【望诊】中年或老年人，颈项僵硬，慢性病容，舌淡暗、苔薄白。

【闻诊】未闻及特殊气味。

【问诊】有颈椎病史，颈项僵硬、疼痛、可放射肩背、前臂或手指，小指、环指麻木无力，有触电样感，或手僵直、活动受限，或头晕，甚至恶心呕吐，或摔倒，头转向另一方会加重，一般不头痛，易受寒，常由于睡姿不正、低头过久等因素诱发。

【切诊】脉弦细或沉细。

【特殊检查】X线可帮助诊断，多提示为椎体缘增生，椎间隙变窄，或椎间孔变小。椎动脉造影、MRI、CT等检查更有诊断价值。

【辨证】辨为发作期、风寒阻络；慢性活动期，肝肾亏损，气虚血瘀为主。

二、中医特色治疗

【治疗原则】急性发作期，祛风散寒，舒筋通痹；慢性活动期，补益肝肾，养血壮筋，化瘀通痹。

【绿色中药】当归 10 g，熟地黄 15 g，白芍 15 g，茯苓 20 g，山茱萸 15 g，续断 15 g，杜仲 15 g，五加皮 15 g，黄芪 15 g，青皮 6 g。

【加减用法】伴风寒表证，加荆芥、防风，以散寒解表，并去熟地黄；项强痛不舒者，加葛根、桂枝、生姜、大枣以温通筋脉止痛；气虚血瘀者，加补阳还五汤化裁，以补益气血，活血通路；肾阴虚明显者，加何首乌、女贞子、墨旱莲，以滋补肾阴；肾阳虚明显者，加巴戟天、补骨脂、淫羊藿以温补肾阳；头昏目眩欲吐者，加天麻、钩藤以平肝止眩：失眠多梦者，加酸枣仁、远志以养心安神。300 mL 左右开水冲服，每次 1 袋，每日 2 次，饭后温服。

【主方来源】摘自《伤科补要》之“补肾壮筋汤”加减。

【绿色药膳】

1. 复方杜仲地黄药酒

1）原料：熟地黄 100 g，杜仲 50 g，当归 50 g，赤芍 50 g，桂皮 50 g，白酒适量。

2）做法：将上药干燥粉碎成粗粒，用白酒 1000 mL，浸渍 10～15 日，过滤，补充一些白酒继续浸渍药渣 3～5 日。过滤添加至 1000 mL 即得。每次 30 mL，每日 3 次。

3）功效：滋补肝肾、强筋壮骨。

2. 羊脊汤

1）原料：羊脊骨 1 具，肉苁蓉 30 g，草豆蔻 3 个，荜茇 6 g，葱白 20 g，料酒 20 g，食盐适量。

2）做法：将羊骨洗净、打碎；肉苁蓉洗净，切片；葱白洗净，切成细末。将羊脊骨放入锅中，加入清水、草豆蔻、荜茇、料酒，用小火煎煮 2 小时，过滤去渣，再向汤汁内加入葱白、食盐煮成浓汤食用。

3）功效：补肾养精，强壮筋骨。

【绿色自然疗法】

1. 特色针灸：大椎、风府（双）、手三里（双）、曲池（双）、大鱼际（双）、肩井（双）、肩前（双）、肩后（双）、肩贞（双）、外关（双）、合谷（双）、后溪（双）、申脉（双）、阳陵泉（双），用高电位治疗仪，加用电子笔点穴，每次10～15分钟，每日1次。陈艾柱灸大椎，可以缓解症状，或按摩大椎旁开1.5寸之胸阳穴（双）。

2. 热敷疗法：桑寄生、续断、熟地黄、川芎、僵蚕各12 g，丹参20 g，葛根、威灵仙、木瓜各15 g，黄芪30 g，牛膝10 g，乳香、没药各9 g。水煎服。药渣用纱布包好，加白醋50 g，隔水蒸20分钟，热敷颈部，每次半小时，每日2次，30日为1个疗程。

3. 药枕疗法：白芷、川芎、威灵仙、红花、片姜黄、菊花、川乌、草乌、透骨草各100 g。将上述药物加工粉碎做成枕芯即可。一般一个枕芯可使用1个月左右。

4. 熏洗疗法：独活、秦艽、防风、艾叶、透骨草、刘寄奴、苏木、赤芍、红花、甲珠、威灵仙、乌梅、木瓜各9 g。上述药物水煎，趁热熏洗患处，每次30分钟，每日2次，10日为1个疗程。适用于气滞血瘀型及痹症型颈椎病。

5. 搽贴疗法：三七10 g，川芎、血竭、乳香、姜黄、没药、杜仲、天麻、白芷各15 g，花椒5 g，麝香2 g。前10味药共研成粉，放入150 mL白酒微火煎成糊状，或用米醋拌成糊状，摊在纱布上，并将麝香搽在上面，敷于患处。干后可连用3次，15次为1个疗程。适用于各型颈椎病。

6. 自我按摩：按摩颈，用双手拇指按揉颈部后侧，先按中间部位，后按两侧肌肉，自上而下，自下而上，反复按揉15次。晃头，头部进行前后、左右摇晃，其顺序是：前、左、后、右，如此头部摇动一周，再反向摇动，左右各做10次。观天，取直立体位，缓缓仰头，达到最大限度后，头部各左、右两侧转动，各5次。

7. 生活注意事项：少低头，多抬头，并采用搓颈法，促进血液循环，改善大脑供血供氧，缓解大脑疲劳和颈项不适。具体做法：左手搓颈部上下、左右各36次，换右手同样搓颈部上下、左右各36次；左手大拇指和四指分开，轻轻抓住后脖颈夹36次，换右手抓后脖颈推夹36次，力量不能过重，坐姿和站姿自选，也可热敷患处。

8. 甩手运动、日光浴都是适合老年人锻炼的方法，或自己按摩肩周、风池及肩井穴位，力量适宜，平时注意颈部保暖，枕头只宜 10 cm 高。也可做单杆运动，双手抓杆，引体向上。杆不宜过高，以免跌伤，每日 1～2 次。

9. 颈椎病引起短暂性头晕者，可用一种最简单，而且又实用，价廉物美的“曲克芦丁”，一般吃 3 粒即可缓解。在饮食上注意均衡、少吃晕、多吃素、水果，并可服用灵芝孢子粉胶囊等以补益肝肾。

三、病案举例

左××，男，70 岁，头晕、颈后僵硬、上肢麻木、经常反复近 10 年，在 10 年前曾突然昏倒一次，片刻即醒，经检查为颈椎病、椎动脉供血不足，前 2 日头晕呕吐、上肢麻木、颈后僵直、头脑胀、项背疼痛、腰膝酸软、记忆减退、失眠多梦、纳少、二便正常、舌淡红、苔薄、脉沉细，投山茱萸 15 g、熟地黄 15 g、续断 15 g、杜仲 15 g、五加皮 15 g、当归 10 g、白芍 12 g、黄芪 20 g、葛根 30 g、茯苓 20 g、青皮 6 g，后根据临床表现增减何首乌、首乌藤、天麻、灵芝、酸枣仁、丹参之类以补益肝肾，强筋壮骨，调和气血，行气化瘀，再配合康复锻炼，曲克芦丁等综合治疗半个月后症状完全缓解。嘱患者继续自我保健、康复锻炼以防止复发。

四、编者按

颈椎病是老年人多发病种之一，属中医学“痹证”范畴，由于老年人“五脏皆虚”的特点，尤以肝脾肾不足，肝虚则筋骨懈惰；脾虚则肌肉萎缩、无力，肾虚则精不荣骨，造成颈部动力平衡失调，引起椎间盘退化，颈部韧带肥厚钙化，骨赘增生，再使椎孔变窄，神经、血管、脊髓刺激受压，气血受阻；阳气不足，则卫气不固，腠理空疏，风寒湿邪乘虚而入，形成痹。痹阻日久，气滞血瘀，血脉不通，又可加重病情发展。故以扶正祛邪，即补肝肾，强筋骨，调气血治其本，以“正气存内，邪不可干”取大剂量之熟地黄、山茱萸、杜仲、续断、补骨脂、巴戟天、五加皮益肾补肝，强筋壮骨；以当归、白芍和营养血；茯苓健脾渗湿；更重要的是用黄芪补气，气为血帅，气行则血行，气虚则血运无力，可致血瘀，黄芪配当归可治气虚血瘀；配白芍、桂枝可治肢体麻木之痹：黄芪还可强肝、保肝、健筋骨止痹痛。青皮疏肝行气为使，葛根可益气升阳，是解肌，治项背强痛之圣药，据现代医学研究，葛根素能改善血液循环，提高局部微血流量，起活血化瘀的作用，笔者用于各型颈椎病，均能起到很好的协同作用。

总之，颈椎病很复杂，表现症状很多，只要抓住以下几个特点：一是颈项板滞不舒（中医称之为项背强直）；二是上肢麻木；三是反复发生；四是老年人要以补肾为主，补其先天，治其本源，本源强，则病自愈，然后兼顾气血、血瘀，以及风寒湿等诱因，则必能取得令人满意的效果。平时必须少低头，多抬头，防止颈部再受到伤害。

第二节　腰椎间盘突出症（一）

腰椎间盘突出症，是骨科中的常见突发病，也是中老年患者中最多见的一种。常表现以腰痛为主，而患腰椎间盘突出症，可能在中老年人的腰痛中有70％～80％为腰椎间盘突出症，其原因与老年人的生理病理特点有关，老年人的气血不足，肾虚日渐衰减，致肾精空虚，不能充养骨髓，筋骨失养，易使腰椎间盘劳损受伤，纤维环破裂，髓核脱出刺激或棘突压迫，椎旁压迫脊神经，出现腰痛或放射下肢麻木、疼痛、行走困难，也常受外伤，风寒、湿邪而诱发，给老年人常来极大痛苦。

一、中医特色诊断

【望诊】中老年患者，行动不便，常以手撑腰，慢性病容表情，精神差，颜面少泽，舌质淡红或红，舌苔少或舌苔白厚。

【闻诊】有轻微的呻吟声，或语音低。

【问诊】腰酸胀痛，或刺痛或隐痛。甚至放射大腿外侧，小腿后侧，疼痛难忍，行走困难，活动受限，劳累后加重，或活动后减轻，或足背皮肤感受异常，或下肢麻木、无力，纳少，严重时生活不能自理。

【切诊】脉沉弦，或弦而细略数。

【特殊检查】CT、MRI扫描可以帮助诊断，抬腿试验阳性。

【辩证】肾精亏虚，督脉失养，风、寒、湿诱发。

二、中医特色治疗

【治疗原则】 补益肾精，祛风散寒，健脾祛湿，舒筋活络，缓急止痛。

【绿色中药】 熟地黄 15 g，山药 15 g，山茱萸 15 g，茯苓 10 g，牡丹皮 10 g，泽泻 10 g，白术 10 g，薏苡仁 30 g，白芍 30 g，甘草 10 g，葛根 20 g，麦冬 15 g，紫苏梗 10 g，威灵仙 15 g，徐长卿 15 g，首乌藤 30 g。

【加减用法】 血虚加鸡血藤 30 g、老鹳草 30 g，腰痛明显加延胡索 15 g、牛膝 10 g，寒胜加细辛 6 g，第一次先服 10 贴，第二次（蒜是第二方），白芍换木瓜 10 g，紫苏梗换独活 6 g，羌活 6 g。

【主方来源】 摘自《小儿药证直诀》之“六味地黄汤”加味。

【绿色自然疗法】

1. 特色针灸：人中、内关（双）、足三里（双），阳陵泉（双）、风市（双）、委中（双）、环跳（双）、昆仑（双）、阿是穴，以平补平泻为主。这些穴位加艾灸效果会更好。

2. 增强腰肌锻炼：用双手半握拳，在背后来回搓 36 次，再用双手掌心来回搓肾俞穴（双）36 次，或元阳穴（双）位于腰椎与骶椎交界旁开 1.5 寸处即是，在此穴上艾灸 3 分钟左右，能温肾固本，固精益肾，对腰痛有很好的保健作用；或仰卧于床上，双下肢伸直，将双手伸直往头上尽量伸展，然后双手抱双膝，停留 3～5 秒，再伸手、脚，同前法，反复 20 次，以锻炼腰肌张力，或做燕子飞模样，腹部着床，手脚往后向上，反复 10～20 次，或平时退后走路，坚持 10 分钟，并注意后面安全；每日各项运动都要坚持，还可采用骨盆牵引法，不卧软床。

3. 生活习惯：注意防寒、防外伤，节房事，保肾精。

4. 饮食调养：宜食含钙量高的食物，如小鱼、小虾、贝类、新鲜蔬菜、水果；高蛋白质，尽量饮食均衡；还可常吃黑色食品，如黑豆、黑芝麻、桑椹、板栗、核桃、黑米、黑枣、猪肾等以增强补肾生髓，强壮筋骨，补肾强腰以止痛。平时也可以用杜仲炖猪肾，杜仲 30～50 g，猪肾 1 对，猪肾先洗净，把肾切开，去掉内膜，一起炖煮，加少许食盐佐料，致猪肾熟，吃猪肾，喝汤，以脏补脏，强壮肾气。

三、病案举例

李××，男，35 岁。腰痛 2 年，昨日受凉，腰痛加重，不能转翻身，伴有左下肢放射样疼痛，平时有头晕，血压比较正常，曾做过腰椎 CT，诊为腰椎间盘突出症。舌质暗红，苔薄白、脉细弦略数，西医诊断为腰椎间盘突出症，坐骨神经痛；中医诊为“腰痛”“腰痹”“腿痛”“顽痹”。辨证为：肝肾阴亏，督脉失养，治以祛风、散寒、除湿，活络止痛，投熟地黄 15 g，山茱萸 15 g，山药 10 g，茯苓 10 g，泽泻 10 g，牡丹皮 10 g，葛根 20 g，羌活 10 g，紫苏梗 10 g，麦冬 10 g，威灵仙 15 g，徐长卿 15 g，白及 30 g，白术 15 g，甘草10 g，首乌藤 30 g，薏苡仁 30 g，服用 6 剂，水煎服，每日 1 剂。前后二方共服药 30 剂，疼痛缓解后再按绿色自然调养方法予以巩固。

四、编者按

腰椎间盘突出症中医称之为“腰痛”“腰痹”或“腰腿痛”或“骨痹”，尤以老年人多见。此年龄段有“阴气过半”的特点，即肝肾精血不足，血脉运用不畅，风寒湿邪易乘虚而入，深入筋骨，留患不去，阻滞营卫循环，日久成为骨痹。骨痹与肝肾有着密切关系，因为腰为肾之外府，肾主骨，肝主筋，筋骨相依存，所以取熟地黄、山药、山茱萸补益肝肾，补养肾精，以益其阴；牡丹皮、茯苓，泽泻，以泻肾浊，平衡阴阳；白术、茯苓健脾祛湿利关节；白芍养血敛阴养肝，配甘草缓急止痛；葛根解肌止痛，配紫苏梗散寒解表止痛；羌活祛风胜湿止痛，善走上肢，配独活祛风胜湿，善走腰以下；木瓜舒筋活络，祛风湿也治下肢之腰腿无力，尤以湿痹；威灵仙善走通行十二筋，风湿痹痛，肢体麻木，筋脉拘急，屈伸不利，无论上下，皆可应用，为祛风湿之圣药；徐长卿祛风寒湿通络，配威灵仙祛风寒、湿痹、骨痹，似如左右手之力；麦冬养阴，配首乌藤清心除烦，镇静止痛。治疗上重在益肾，填精补真阴，精液充足，血脉旺盛，关节得养滋润，内固而外邪不易入侵，痛止病康复。

第三节 腰椎间盘突出症（二）

腰椎间盘突出是现代医学病名，认为是脊椎内外平衡失调而造成纤维环破裂，髓核突出压迫马尾神经或神经根，产生腰腿痛的一种疾病，是临床疾病最常见的多发病种之一，老年人多，中青年也有之，男多于女，中医认为气血、经络、脏腑功能失调。随年龄的增长发生退化病变。同时受外感风寒、湿热、外伤、劳倦突然诱发而产生。

一、中医特色诊断

【望诊】老年人、跛行，由别人搀扶，或手捂着腰，慢性痛苦病容，舌淡苔白或暗或腻。

【问诊】有慢性腰痛病史，腰酸痛，或有时刺痛难忍，放射至下肢刺痛。冷痛，休息时可缓解，活动时可加剧。

【切诊】脉弦或紧或细弦。

【特殊检查】CT 可帮助诊断。

【辩证】内因肾气虚，肾阳不足，外因六淫，外伤经络、经气、气血受阻，不通则痛。

二、中医特色治疗

【治疗原则】温阳补肾，强壮筋骨，祛风除湿，散寒止痛。

【绿色中药】附子 9 g、制川乌 3 g、制草乌 3 g、五加皮 9 g、防风 9 g、秦艽 9 g、川芎 6 g、牛膝 9 g、独活 15 g、威灵仙 10 g、续断 10 g、桑寄生 15 g、白芍 10 g、甘草 6 g。

【加减用法】气虚加黄芪、党参；肝肾阴虚加枸杞子、山茱萸；血瘀加三七、蜈蚣或全蝎，300 mL 左右开水冲服，每次 1 袋，每日 2 次，饭后温服。

【主方来源】自拟取名“温阳通痹汤”加减。

【绿色自然疗法】

1. 艾灸：取肾俞（双）、脾俞（双）、膀胱俞（双）、环跳（双），风市（双）、委中（双）、阳陵泉（双）、承山（双）、命门，每次选 5 穴，30 分钟，每日 1 次。

2. 针刺：可选上述穴，每次选 5 个，留针 15 分钟。

3. 按摩：上述穴位加八髎穴，用点按加推揉法、拍打法，用力均匀。

4. 自行站立，与肩同宽，双手搓热，由肾俞穴来回擦至八髎穴，每次 100 次，早、晚各 1 次，以疏通腰部经络，这是强肾健腰，这是最简单有效的方法。

5. 物理牵引、热敷、红外线、热水暖袋，或靠墙站立，自我牵引，增强腰部和腹部肌肉，注意保暖，不能睡软床，不能坐竹椅床，免受凉伤害。

6. 中药外敷：药粉有生川乌、草乌、生乳香、没药、血竭、地鳖虫、肉桂、羌活、独活各 30 g，共研细末，以醋炒热，调成浆糊状，热敷于疼痛处，可炒热重复使用。

7. 补肾食物：黑豆、核桃、山药、黑芝麻、栗子、韭菜、小鱼、小虾、贝类、新鲜蔬菜、水果等均可补益肝肾，强壮筋骨，补肾强腰。

8. 中药蜜丸：熟地黄、山茱萸各 300 g，黄芪 500 g，杜仲、当归首、山药、菟丝子、茯苓、补骨脂、巴戟天、续断、肉苁蓉各 150 g，枸杞子、肉桂、麦冬、铁皮石斛、牛膝、长白山人参各 100 g，白术、鹿茸、陈皮各 75 g，五味子 60 g，甘草 50 g 等 23 味中药组成。做法：以上中药烤干，分别研细末，备上等蜂蜜 3200 g 左右，蜂蜜加入锅内加热，不停拌动，用筷子挑起来，蜂蜜不成水样往下滴。先将药粉倒入不锈钢盆内，然后再将蜂蜜缓缓倒入药粉中，并不停地拌动均匀，然后用手搓成 20 g 左右一粒，可搓成 300 粒左右，早、晚各 1 粒，用淡盐开水送服。长期服用可有温补肾阳，滋肾阴，调气血，祛寒止痛，强壮筋骨，强身健体的效果，可治肾虚、腰腿痛、延年益寿。

三、病案举例

李××，男，83 岁，患慢性腰痛 20 余年，曾大发作一次，住院诊断为但腰部自觉隐痛，劳累、受凉后疼痛加重，甚则影响做家务，不能下蹲、上下楼梯，平素怕冷，不善冷食，易感冒，曾服温阳通痹汤半月余，疼痛缓解，但由于煎药过于繁琐，以及川乌、草乌不能服用太久，具有一定毒副作用，后改服自制蜜丸，每日 2 粒，连服 1 月，上述症状明显改善，面色较前荣润，精神好转，无明显神疲乏力，疼痛较前缓解，疼痛时间缩短，可自行上下楼梯。

四、编者按

腰椎间盘突出症，属中医学“腰痛”“腰腿痛”范畴，在老年人中最为常见，几乎所有老年人均有不同程度的腰痛，正如《灵枢·天年》曰：“……五十岁，肝气始衰；九十岁，肾气焦……”由于年龄的增长，脏腑功能日日减退，肝肾精血不足，血脉运行不畅，加之外伤或风、寒、湿、邪乘虚而入，深入筋骨，留而不去，滞阻循行，日久成为骨痹，进一步发展，如治疗不及时、不彻底，肾精日日亏虚，肾之阳不足，不能濡养肝筋，更会造成延绵难愈，所以取辛温大热之附子，制川乌、制草乌，细辛，疏通经脉，散寒祛风，除湿止痛；以独活、秦艽、防风加强祛风湿，老鹳草专治腰痛，鸡屎藤对各种腰痛均有明显效果，作为专药。川芎行气活血，三七活血止痛祛瘀；威灵仙能通治十二经脉，既能祛风湿，又能通经止痛，为治风湿痹痛要药，还选用五加皮、桑寄生、续断、牛膝、狗脊补益肝肾，强筋健骨，既祛风，又能祛湿，时加善于走窜通络止痛之蜈蚣、全蝎、黄芪益气固表护卫，不致邪风偷袭，正是“正气存内，邪不可干”的旨意，再配合绿色自然调养，自制蜜丸温阳，补益肝肾、气血，阴阳调节，强筋健骨，强健体质，多方综合调治，腰痛定能全愈。

第四节　骨关节病变

骨关节病变，是一种非炎症性病变，它的特点是关节软骨退化，关节面表及边缘新骨形成骨赘的一种退行性骨关节病，又称变形性骨关节炎，增生性骨关节炎，肥大性骨关节炎，是老年人常见的骨关节病，随年龄的增加而增加，女性比男性多发，老年人“五脏皆虚”，其中尤以肝肾亏虚、肝主筋、肾主骨，精血不足，则筋骨失于濡养；加之营卫不固，风、寒、湿三气杂至，乘虚而入，侵袭机体，阻滞经脉，不通则出现关节疼痛、僵直、畸形和关节活动受限，功能障碍，晚期治疗比较困难，危害老年人的健康。

一、中医特色诊断

【望诊】老年患者，痛苦病容，关节肿胀，颜面气色憔悴，舌质偏红、苔薄或舌淡暗。

【闻诊】有低微的呻吟声。

【问诊】有关节疼痛史，以指关节、肘关节、疼痛、肿胀明显，晨起后关节僵硬，尤以膝关节为甚，有时肢体发凉、无力，二便正常。

【切诊】脉弦细，或细涩。

【特殊检查】红细胞沉降率增快，抗“O”阳性。X线片示：骨质疏松，关节腔隙狭窄，半脱位或脱位，骨性增强。

【辨证】辨为肝肾亏损，经脉失养。

二、中医特色治疗

【治疗原则】补益肝肾，活血通络。

【绿色中药】熟地黄 12 g，山茱萸 10 g，狗脊 12 g，牛膝 15 g，淫羊藿 12 g，肉苁蓉 12 g，巴戟天 10 g，炙黄芪 15 g，当归 10 g，丹参 10 g，鸡血藤 15 g，桂枝 6 g，威灵仙 15 g，白芍 15 g，甘草 5 g。

【加减用法】肝肾亏者，加狗骨 30 g。无力者，去威灵仙。300 mL 左右开水冲服，每次 1 袋，每日 2 次，饭后温服。

【主方来源】摘自《伤科大成》之“补肾活血汤”和《金匮要略》之“黄芪桂枝五物汤”加减组成。

【绿色药膳】

1. 壮阳狗肉汤

1）原料：狗肉 2000 g，菟丝子 30 g，附片 15 g，食盐 5 g，味精 2 g，葱 20 g，姜 20 g。

2）做法：狗肉洗净，整块下水焯透，捞出，切成 2 cm × 2 cm 的小块，下锅用姜片煸炒，烹入绍酒，然后与包好的菟丝子、附片同入大锅内，以食盐、味精、葱调味，武火烧沸后，文火炖约 2 小时至肉熟烂，以上为 10 人份。

3）功效：益肾壮阳，祛寒除湿。

2. 猪肉鳝鱼羹

1）原料：黄鳝 250 g，猪肉 100 g，杜仲 15 g，葱、姜、料酒、醋、胡椒粉、香菜各适量。

2）做法：杜仲水煎去渣取汁备用，将黄鳝宰杀，去肠肚洗净，用开水略烫，刮去外皮上的黏物，切段。将猪肉剁成末，放入油锅内煸炒，加水及杜仲汁，放入鳝鱼段、葱、姜、料酒，烧沸后改文火煮至鱼酥，加醋、胡椒粉，起锅，撒上香菜，配餐用。

3）功效：补肝肾，益气血，祛风通络。

【绿色自然疗法】

1. 特色针灸：梁丘（双）、犊鼻（双）、合谷（双）、足三里（双）、曲池（双）、手三里（双）、阿是穴，以平补平泻为主，先按摩，后扎针，可三伏天艾灸外膝眼、犊鼻穴。

2. 发泡疗法：取穴肾俞、大肠俞、环跳、血海、阳陵泉、膝眼、丰隆、太溪等穴。药方 1：白芥子、威灵仙各等份，黄酒少许。取药末适量（3～5 g），以黄酒适量调药末成厚膏。取药膏如黄豆大，分别敷贴在穴位上，外以纱布覆盖，胶布固定。待 12 小时后局部有烧灼、麻痛感时揭去。局部起水疱，可用消毒针挑破，涂紫药水，一般 3～5 日贴药 1 次，5 日为 1 个疗程。药方 2：白芥子 10 g，细辛 6 g，甘遂 6 g，延胡索 6 g，冰片 1 g，安息香 2 g，研细过筛。临用时以生姜汁调和成大小适当的药饼外敷，胶布固定，4～6 小时后自行取下。若出现小水疱，自擦紫药水即可，每周贴药 1 次，6 次为 1 个疗程。

3. 穴位疗法：①固本膏。取党参、黄芪、熟地黄、当归、续断、牛膝、五加皮、附子、肉桂各 15 g，杏仁、白芷各 4 g。芝麻油熬，黄丹收，贴患于处。有补肝肾、强筋骨、祛风活络之功效。②解痛布。肉桂、附子、川乌各 12 g，大黄、半夏各 9 g，当归 12 g，地龙、僵蚕、白芍、白芷、乳香、没药、木香、川芎、独活、秦艽各 6 g，细辛 3 g。将上药如法研成细末，加高粱酒适量，调成薄糊状，再加生姜汁适量，然后用脱脂棉花浸透药糊，晒干或烘干后待用。将上述药棉外包纱布 1 层，覆盖于疼痛处，用绷带包扎即可。有祛风湿、除痹痛之功效。

4. 熏洗疗法：白芍 60 g，生甘草 15 g，秦艽 30 g，威灵仙 30 g，宽筋藤 60 g，茉莉根 30 g，牛膝 30 g，木瓜 30 g，苍术 20 g，五灵脂 30 g。以上药物加水煎成药液。先以蒸汽熏蒸患处，待药液降温后（40 ℃），以药液浸泡患肢 30～40 分钟，每日 1 次，10 日为 1 个疗程。

5. 高电位治疗仪：根据河南省中医院张云彬报道，以高电位治疗仪治疗骨关节病变 30 例，显效 7 例（23.3%），改善 21 例（70%），无效 2 例

(6.7%)，总有效率为93.3%，主要作用为改善血液循环、疏通经络，改善自主神经功能，从而达到止痛的效果。

6. 功能锻炼：取坐位，小腿与大腿呈90°，双手放在同侧膝盖上，顺时针方向摩100次；再逆时针摩100次，然后再用右手抓右膝盖100次，左手抓左膝盖100次，每日2次，促使局部血液循环，使膝盖感到温暖，消除疲劳，缓解膝关节疼痛；温泉泡四肢关节，或热水泡脚，或日光浴，可帮助中老年患者吸收钙，增加骨钙补充，对老年人的关节痛和全身机体增强有好处。

7. 生活饮食上，平日注意保暖，尽量不用冷水洗衣、洗手脚，日常可用护膝保护关节；饮食上多吃含钙的食品，如牛奶、奶粉、牡蛎、鸡蛋、猪骨头汤、鱼、虾、干贝母、芹菜、油菜、蒜苗、韭菜、萝卜缨、白菜、大枣、柿子、豆制品以及灵芝系列产品，补益肝肾，强筋壮骨。

三、病案举例

房××，女，68岁，双膝关节酸痛，肿胀反复8年，加重2日，曾用消炎精、中草药、草药炖猪脚祛风湿，未见得好转。现症见：右膝关节僵硬、肿胀，不能下蹲大小便，每当天阴、潮湿、受凉都会加重，并伴有头晕，腰酸腿软无力，现手指小关节肿痛，尤以小指和无名指为甚，夜间灼热样，外院X线片示：双膝骨质疏松、间隙变窄。舌质偏红、少苔，脉细涩，辨为肝肾阴虚、瘀血阻络之痹痛，以熟地黄12 g、山茱萸12 g、狗脊12 g、牛膝15 g、当归10 g、丹参10 g、鸡血藤15 g、桂枝6 g、肉苁蓉12 g、巴戟天10 g、白芍15 g、甘草5 g、薏苡仁10 g、炙黄芪15 g、威灵仙15 g、狗骨30 g、徐长卿30 g、党参15 g等，按病情调理1个月，膝关节僵硬、肿胀才慢慢缓解，接着早晚口服国公酒，每次5 mL，逐渐增加到20 mL，半年后，诸指关节疼痛消失，膝关节稍微肿胀存在，再配合绿色自然调养以巩固善其后。

四、编者按

骨关节疼痛，常以膝关节发生多，而且病也较重，肿胀，活动受限；其次各小关节，属于中医学的“痹证”。“痹”者闭阻不通也，中老年人体质虚弱，阳气不足，腠理空疏，卫阳不固，风寒湿得以乘虚而入，侵袭机体，流走经络，导致气血运化不畅，即成为“痹”。正如《济生方》曰：“皆因体虚，腠理空疏，受风寒湿而成痹也。”《素问·痹论》曰：“病久不去者，内舍于其合也。”痹阻不通，日久不愈，累及脏腑肝肾，形成本虚标实，肝主筋，邪主骨、生髓，肝肾亏虚，精血来源不足，筋骨则得不到濡养，不荣则痛；肝肾亏虚，又可导致营卫不固，外邪风寒湿又可再次乘虚侵袭，重新阻滞经脉，相互影响，恶性循环，致痹痛迁延不愈，久则经脉不通，气血不和，气滞血瘀，不通则痛，阻闭经络，深入骨髓，根深蒂固，病即难除。因此笔者仿前人经验，以熟地黄、山茱萸、牛膝、狗脊、狗骨、巴戟天、肉苁蓉、补骨脂、杜仲之类补益肝肾，使肝肾之精血恢复旺盛以充养筋骨，筋骨得到濡养，也就得荣不痛，治其本也；黄芪益气固表，配桂枝，白芍，促卫阳足，外不得入侵；白芍、当归、鸡血藤养血柔筋，促使筋强骨健；当归、丹参活血通络，瘀去络通痛止；威灵仙、桂枝祛风散寒，温经通络以止痛，威灵仙辛散温通，性猛善走，通行十二经，既能祛风湿，又能通经活络，为治风湿之要药。白芍配甘草缓急止痛，配桂枝调和营卫，以加强护卫保边疆的作用。其次补钙，功能锻炼，药食结合，全方位共同达到气旺、精足、筋壮、内强、外固、经通、瘀散、痹除、病皆愈的效果。

笔者在 20 世纪 80 年代初，曾用虎骨治骨关节炎效果非常好，10 日之内，可有立竿见影之效，但现今虎骨奇缺。可用 30 g 狗骨代替，也有强筋壮骨、祛风湿的作用，不过效果比虎骨稍差。

近年来常用杜仲 70 g、骨碎补 50 g、龟甲 60 g、山药 80 g、山茱萸 50 g、川牛膝 80 g、菟丝子 60 g，熟地黄 60 g、狗骨 200 g（文火烤黄，打碎）、鹿角胶 60 g、黄酒或 60 度白酒 1000 mL，密封，放阴凉处浸泡 30 日（龟甲胶、鹿角胶先烊化后再一起密封），平素饮酒者的患者，每次可服 10 mL，每日 2 次；平素不饮酒的患者，每次 5 mL，每日 2 次。并用苏木 80 g、红花80 g、续断 80 g、倒水莲 80 g，50 度白酒 500 mL，浸泡 30 日（密封）具有补益肝肾，强壮筋骨，滋阴养阳，活血通络之功能。用法：用纱布浸湿，敷痛处 15 分钟（敷时另用干纱布再包一层，以免气味挥发），每日 2～3 次，此二法，对骨关节痛、僵、硬效果非常好。

第八章 妇科疾病

第一节 老年崩漏

老年崩漏是指妇人绝经后，突然又来月经，量多或淋漓不断，其色鲜红或暗红，血质黏稠或清稀，或夹血块，有气腥的一种病变。西医称之为功能性子宫出血，与内分泌紊乱、卵巢早衰有关，中医认为多属肝脾肾生理功能退化，冲任不固，阴阳失调有关。

一、中医特色诊断

【望诊】颜面憔悴，暗淡或萎黄无光泽，体虚瘦，精神萎靡，舌淡红、苔薄。

【闻诊】可闻及异味或腥气。

【问诊】停经后，突然阴道出血，时多时少，不易干净，色暗红、有块、小腹微痛，腰膝酸软，头晕耳鸣，失眠、多梦、无力。

【切诊】尺脉虚、细数、少腹轻微压痛，有抵抗感。

【特殊检查】实验室、B超、病理切片等可帮助诊断。

【辨证】肾气虚弱，检查冲任不固，阴阳失调，阴不敛阳，旺火偏旺，致血不归经，肾失收藏。

二、中医特色治疗

【治疗原则】滋阴清热，凉血止血，或滋阴补肾，固冲止血。

【绿色中药】白芍 10 g、龙骨 20 g、牡蛎 20 g、女贞子 15 g、墨旱莲 10 g、大蓟 10 g、小蓟 10 g、生地黄 15 g、蒲黄 10 g、血余炭 10 g、艾叶炭

10 g、海螵蛸 10 g、三七粉 3 g、续断 10 g、桑寄生 15 g、菟丝子 15 g。

【加减用法】气虚明显，气不摄血者加红参（或党参）、黄芪、炙甘草；肾阳虚者加鹿角霜；血虚加阿胶、当归；脾虚者加山药、白术。300 mL 左右开水冲服，每次 1 袋，每日 2 次，饭后温服。

【主方来源】滋肾固冲汤加减

【绿色自然疗法】

1. 首先稳定情绪，忌急躁、忌熬夜、忌房事、忌辛辣、忌热性食物、忌烟酒。

2. 急性期选用云南白药、三七粉、蒲黄、墨旱莲、茜草根、荆芥炭、生地黄炭或民间单方血余炭、伏龙肝冲水喝。

3. 艾灸关元、气海、神阙、三阴（双）、血海（双）、肝俞（双）隐白（双）每选 3～5 个穴位，每穴灸 15 分钟，关元、气海必选。

4. 药食同源，选阿胶 10 g、党参 25 g 蒸服，吃党参、喝汤。

三、病案举例

张××，女，51 岁，停经半年，突然阴道出血，经量时多时少，西医诊断为功能性子宫出血，用药不详。现在仍阴道出血，绵绵不断，色暗、夹有血块，伴腰痛，心烦失眠，思想紧张，恐患恶性肿瘤，手足心热，大便稍干，妇科检查排除肿瘤，舌尖边红、脉弦细数，中医辩为阴虚，热扰冲任，二脉失司，治以滋阴清热，凉血固冲任，急则治标处方：白芍 30 g，龙骨 30 g，牡蛎 30 g，海螵蛸 15 g，女贞子 15 g，墨旱莲 15 g，生地黄炭 10 g，蒲黄 10 g，大蓟 10 g，小蓟 10 g，血余炭 6 g（冲服），艾叶炭 6 g，槐花 10 g，服用 5 剂，水煎服，每日 1 剂。

4 月 6 日二诊，服药后，经血没有减少，色鲜红，活动后更多，伴神疲乏力，舌淡红稍胖大，脉细无力，此因失血过多，气不摄血，宜益气摄血止血，原方加黄芪、党参各 30 g，取 3 剂，水煎服。4 月 9 日三诊，阴道流血基本停止，又出现头晕乏力，眼花，腰酸隐隐作痛，口无味、口干、失眠、舌淡红，脉细略数，因失血过多，肝肾阴亏，脾虚不能运化，资生血液，宜调理肝脾肾以澄其源，取红参 10 g、黄芪 30 g、山药 30 g、白术 10 g、当归 10 g，益气健脾养血、阿胶补血，续断、桑寄生、菟丝子各 10 g，益肾固冲任，另取乌鸡白凤丸治疗 10 日，追访半年未见复发。

四、编者按

《素向·生气通天论》曰："二七天癸至……七七任脉虚，太冲脉衰少，天癸竭。"妇人绝经后，复来经是老年崩漏之症。人到一定的年龄，脏腑生理功能衰退，出现肾气渐虚，冲任将衰，后天脾胃不足，以致气虚不能摄血，脾虚不能统血，肾虚不能固涩，肝虚不能藏血，出现阴虚生内热，热动血即动，冲任损伤而成崩漏，治崩漏第一要务止血，先治标叫塞流，选择用大剂量滋阴清热之白芍、龙骨、牡蛎、生地黄、墨旱莲、女贞子，又用大剂量凉血止血之大蓟、小蓟、槐花、茜草、血余炭、蒲黄以固涩冲任，后又以黄芪、党参、山药、白术、阿胶调其气血，投桑寄生、续断、菟丝子补肾固冲任。再以乌鸡白凤丸滋阴补肾善其后，全方共达到肾气充盛，气血调和，冲任得固，以治其本，三步到位，则病皆痊愈。

第二节　子宫下垂

所谓下宫下垂指的是子宫从正常阴道脱出子宫口外，甚至阴道口外的一种疾病。二十世纪六七十年代很多，属中医学"阴延""阴脱"，"产肠不收"之类的疾病，其原因是先天盆底组织发育不良，后天产后损伤，或过多生育，或长期劳倦，造成盆底组织张力收缩不足，因而脱垂。

一、中医特色诊断

【望诊】体型偏瘦，个高，面色萎黄无光泽，精神不振，唇淡、舌淡、边齿印或舌体偏大，舌苔薄白。

【闻诊】言语声低。可闻及白带味。

【问诊】多有难产史，素体精神萎靡，四肢无力、少气懒言，怕冷，尿稍多。

【切诊】脉细弱，腹平坦、软、无压痛。

【特殊检查】妇科检查可帮助诊断。

【辨证】素体虚弱，气血生化乏源，中气不足，气虚下陷所致。

二、中医特色治疗

【治疗原则】益气温阳，升提固脱。

【绿色中药】红参 10 g（或党参 30 g），黄芪 30 g，焦白术 10 g，茯苓 10 g，升麻 10 g，砂仁 10 g（后下），附子 6～10 g，炙甘草 5 g。

【加减用法】贫血者加当归 10～30 g，300 mL 左右开水冲服，每次 1 袋，每日 2 次，饭后温服。另外用枳壳 30～50 g，黄柏 10 g，蒲公英 30 g 煎水，趁热先熏后洗，每日 1 剂，每日 2 次，再先熏后洗。

【主方来源】自拟方。

【绿色自然疗法】

1. 注意休息，避免过度劳累。

2. 做胸膝卧位操，每次 15～30 分钟，每日 2 次。

3. 针灸疗法：灸关元、中极，每穴 15 分钟，每日 1 次，针刺维胞（关元旁开 6 寸）；手法以大幅捻转，令患者有子宫收缩感，隔日 1 次，10 次为 1 个疗程，休息 3 日，再进行下一个疗程，一般 2～3 个疗程。

4. 加强营养，黄芪 30 g，党参 15 g，升麻 10 g 共煮水、去渣、用汁炖猪肉或羊肉，2 日 1 次。

三、病案举例

李××，女，56 岁，自述生育 3 胎，难产分娩 1 胎，2009 年 7 月经妇检发现有子宫脱落，用了消炎药和补中益气丸，时隔 10 年转中医治疗，症见：患者面色皖白无华，精神欠佳，纳差，畏寒怕冷，气短乏力，夜尿多，舌淡、舌体稍胖大，苔白滑，脉沉迟无力，辩为脾胃阳虚，中气下陷，治以益气温阳，升提回脱，取药党参 30 g，黄芪 50 g，当归 15 g，制附子 10 g（先煎），焦白术 10 g，茯苓 10 g，升麻 10 g，砂仁 10 g，山楂 10 g，炒谷芽 10 g，炒麦芽 10 g，肉桂 3～5 g，共 10 剂，水煎服。先将附子 10 g 煎 30 分钟，其他浸泡 30 分钟，然后一起煮沸，改文火煮 30 分钟，取头、二煎药汁约 300 mL，分早、晚 2 次温服。配合外治，枳壳 50 g，黄柏 20 g，蒲公英 30 g，水煎，先熏后洗，以及绿色自然调养，避免过劳，并做胸膝卧位操，历时 1 个月，脱出来的子宫“安全回家”。

四、编者按

子宫脱垂患者，二十世纪八十年代以前较多，近年来逐渐减少。现患者多为不重视病情，未规范治疗迁延而至。子宫脱垂病在胞宫，但与脾、肾、冲、任带脉有关，脾主升、主肌肉，有统摄之功，肾主精，有封藏之积，任带有固摄之权。本患者素体虚弱，加之难产分娩，必会努责、劳倦伤及脾，中气受损，伤及肾，则肾气亏虚。冲任带失其固摄之权，盆腔组织松弛，张力不足，无力系胞脉，故产生子宫脱出，所以取党参、黄芪、白术、炙甘草益气健脾。附子、肉桂、砂仁温暖脾肾之阳，纳气为肾，宣通气血，升麻轻扬上行，借助温阳之力，使下陷的子宫回归宫腔内。全方具有健脾升中气，温肾，使气向上提升，下有固脱，子宫顺利回到宫腔内，“陷者，升之”之意，病皆康复矣。

第三节　围绝经期综合征

妇女从生育到临近绝经期即将失去生育能力时，往往会出现各种各样的心理和生理性的改变，如内分泌失调和植物神经功能紊乱的一些症候群，称为围绝经期综合征（更年期综合征），是每个妇女都会有的现象，只是轻重程度不一样，但男性较少见。

一、中医特色诊断

【望诊】体形瘦或偏胖，精神不振，头发稀黄、面黄、舌质偏红。

【闻诊】无特殊气味或有汗味。

【问诊】脾气大、易发火、燥热、出汗、盗汗、心悸、心慌、失眠多梦、多疑、多惊恐，或无事即爱哭、腰膝酸软、头晕耳鸣。

【切诊】脉浮大或细数，皮肤湿润，腹平坦、软、无肿块、无压痛。

【特殊检查】实验室测卵泡生成激素、雌激素可帮助诊断。

【辩证】天癸将竭，肾气渐衰，精血减少，阴阳失调。

二、中医特色治疗

【治疗原则】以肾虚为本，滋阴潜阳，或调补肝肾滋阴潜阳。

【绿色中药】生地黄 15 g、山药 15 g、山茱萸 10 g、牛膝 10 g、枸杞子 10 g、菟丝子 10 g、淫羊藿 15 g、龟甲胶 10 g、鹿角霜 6 g、生龙骨 30 g、生牡蛎 30 g、石决明 10 g、珍珠母 30 g 之类。

【加减用法】失眠者，加酸枣仁、首乌藤、合欢皮；肝郁者，加白芍、玫瑰花；阳虚者，加鹿角霜、肉桂、淫羊藿；血虚者，加当归、鸡血藤；精神恍惚或悲伤欲哭者，加甘麦大枣汤合小柴胡汤。300 mL 左右开水冲服，每次 1 袋，每日 2 次，饭后温服。

【主方来源】自拟方。

【绿色自然疗法】

1. 加强心情调节，常参加跳舞、唱歌、外游等社交活动，避免精神刺激，少欲寡欲，保持乐观向上的情绪，以消除心理障碍。

2. 药食同源，常吃枸杞子、山药、百合、女贞子、墨旱莲、合欢皮、人参、麦冬、莲子保持营养均衡。

3. 玫瑰花、茉莉花、代代花各 3 g，每日沸水泡茶饮。

4. 建立好的生活规律，树立“双心”观、脑体观等，以消除心情过激。

5. 忌食辛辣、苦寒、辛燥食物。

三、病案举例

阳××，51 岁，经期前后不定，已 3～5 个月不来月经，出现心慌心悸，易生气，心情特别急躁，易出汗、失眠、多梦，白天想睡，四肢无力，腰腹酸软，发晕耳鸣，曾服维生素 B_1、维生素 E、谷维素，连用 3 个月，无改变。来求中医治疗，现症见：精神憔悴，颜面气色少华、腰膝酸软、头晕耳鸣、饮食无味，尿多、舌质偏红、苔薄白润泽，脉细数，辩为肝肾阴虚，浮火扰动，心神不宁，治以调补肝肾、滋阴潜阳。处方：生地黄、山茱萸、山药、白芍、当归、牛膝、枸杞子、菟丝子、淫羊藿、肉桂、砂仁、鹿角霜、龟甲胶、生龙骨、生牡蛎、石决明、珍珠母、酸枣仁、首乌藤等依病症变化出入，并以中西医结合，“双心”结合、脑体结合，绿色食物等综合治疗一个多月，基本缓解，再以知柏地黄丸，每次 9 g，每日 3 次，再坚持一个月善其后。

四、编者按

围绝经期综合征与中医学里的“藏躁”“绝经前后诸症”相似。《素问·上古天真论》曰：“女子二七天癸至……七七任脉虚，左冲脉衰少，天癸竭……”意思是女子十四岁开始来月经，七七四十九前后月经紊乱，并有心烦易乱、心悸心慌，易生气、多出汗、烦热盗汗，忧虑、多疑、失眠多梦，头晕耳鸣、腰膝酸软、崩漏等多种症状。这一些症状是随着年龄的增长，肾气开始渐渐减少，冲任脉渐虚，精血不足，肾阴已虚，肾水不足，相火则偏旺，出现浮火上越，造成肾之阴阳失调，从而出现上述多种混杂症状。所以取生地黄、山茱萸、枸杞子、龟甲胶滋养阴液，补充真阴真水；配酸枣仁，酸甘化阴，养心滋脾，配山药，开启后天，使阳生阴长，生精微物质，充养肌肤；妇人以肝为先，以血养肝，加当归、白芍，敛阴和阳，疏肝解郁；枸杞子配菟丝子一阴一阳滋补肝肾，益精养血；善补阴者，必阳中求阴，投菟丝子、鹿角霜之类协调阴阳；龟甲胶配鹿角霜一阴一阳滋养肝肾，平衡阴阳；大枣、生姜一阴一阳，调和阴阳；生龙骨、生牡蛎或石决明、珍珠母，重镇以滋阴潜阳；牛膝引浮火下行，全方共达到重补先天，开启后天，以养先天，肾精肾气充足即真阴，真水充足，则相火（上浮之火）就不会偏亢，正如《素向·生气通天论》曰“阴平阳秘、精神乃治”，即病皆愈。本例虽然病因病机复杂，病症混杂，都与肝肾有关，但重点在肾之阴阳失调。

第九章 皮肤科疾病

第一节 带状疱疹及后遗神经痛

老年带状疱疹是由水痘-带状疱疹病毒（VZV）引起的一种皮肤上出现水疱、呈带状分布、痛如火燎的急性疱疹性疾病。在临床上通常将带状疱疹分为带状疱疹发作期和带状疱疹后遗症期。

发作期的特点是皮肤上出现红斑、水疱或丘疱疹，簇集成群，排列呈带状，沿一侧周围神经分布区出现，并伴有局部皮肤刺痛。而后遗症期则为皮疹消退后，残留的其他症状，其中最常见的是带状疱疹后遗神经痛。

带状疱疹多见于成年人，好发于春秋季节。免疫力低下者易感，尤以老年人较多。带状疱疹后遗神经痛主要发生在高龄人群，青壮年一般极少留下后遗神经痛。本病多因情志内伤、肝经郁热或饮食不节，脾失健运，湿热内蕴，外溢肌肤而生。皮损多发于腰胁部、胸部或头面部，常单侧性延皮神经分布，一般不超过正中线；民间称之为“蜘蛛疮”“缠腰火丹”“蛇串疮”。

一、中医特色诊断

（一）带状疱疹发作期

【望诊】急性病容，精神欠佳，表情痛苦，皮损处可见带状分布的簇集性小水疱，舌红、苔薄黄。

【闻诊】老年患者多因疼痛剧烈而发出呻吟声。

【问诊】皮疹出现前，常先有皮肤刺痛或灼热感，在此之前多有劳累、淋雨涉水等使免疫力下降的行为。发病后可伴全身不适、疲乏无力、轻度发热等前驱症状。并伴口干口苦、急躁易怒，大便干、小便黄。

【切诊】 脉弦数或弦滑。

（二）带状疱疹后遗神经痛

【望诊】 慢性病容，精神萎靡，表情痛苦或焦虑；大部分患者带状疱疹发作处留有红斑、痂皮或色素沉着。

【闻诊】 常因长期的持续疼痛发出呻吟或情绪焦虑、暴躁。

【问诊】 有带状疱疹病史，带状疱疹发作期时疼痛明显，皮疹消退后疼痛无明显减轻。疼痛多为灼烧样、刀割样、撕裂样，有时温度或风速的改变都可能引起疼痛，并扰乱患者睡眠和生活，甚至引起焦虑或抑郁。

【切诊】 脉迟缓或沉细。

【特殊检查】 血常规、疱液涂片检查可帮助诊断。

【辨证】 可辨为肝经郁热或脾虚湿盛、气滞血瘀。

二、中医特色治疗

【治疗原则】 清热利湿，行气止痛。

【绿色中药】 龙胆 10 g，黄芩 9 g，炒栀子 10 g，泽泻 20 g，木通 6 g，车前子 10 g，当归 10 g，地黄 9 g，柴胡 6 g，甘草 6 g（先煎）。

【加减用法】 若发于面部者，加牛蒡子、板蓝根、野菊花以平肝解毒，引药上行；大便干结者，加生大黄以通腑泻下；疼痛剧烈者，加川楝子、延胡索以疏肝理气止痛；有血疱者，加水牛角粉、紫草、牡丹皮凉血解毒。300 mL左右开水冲服，每次 1 袋，每日 2 次，饭后温服。

【主方来源】《医方集解》之龙胆泻肝汤（原著本方无用量）。

【中药外治】

1. 初起时可用二味拔毒散调浓茶水外涂；或外敷玉露膏；或外擦双柏散、三黄洗剂、清凉乳剂，每日 3 次。或用鲜马齿苋、野菊花叶、玉簪花叶捣烂外敷。

2. 水疱破后用黄连膏、四黄膏或青黛膏外涂。

3. 若水疱不破或水疱较大者，可用三棱针或消毒针管刺破，吸尽疱液或使疱液流出，以减轻胀痛不适感。排出疱液后须保持局部干燥、清洁。

【绿色药膳】

1. 鱼腥草汤

1）原料：鱼腥草干品 30～50 g（鲜品 300 g）。

2）做法：将鱼腥草洗净，入沙锅，加入适量水，上火煎汤 20 分钟，盛碗温服。每日 1 剂，分 3 次服，可连续服用 3～7 日。

3）功效：药理实验证明，鱼腥草可抑制各种致病菌及病毒，还有镇痛，止血，抑制浆液分泌，促进组织再生的作用，对带状疱疹发病初期的水泡溃破，疼痛有良效。

2. 菱角粥

1）原料：粳米 100 g，菱角 500 g，红糖 100 g。

2）做法：将菱角煮熟去壳取肉，切碎。粳米洗净加水煮至米粒开花时，放菱角，共煮成稠粥，加红糖调味，早餐食。

3）功效：清热祛湿。

3. 柴胡青叶粥

1）原料：柴胡、大青叶各 15 g，粳米 30 g，白糖适量。

2）做法：将柴胡、大青叶同放入锅内加水适量上火煎煮，去渣取汁，用药汁煮粳米成粥，加入白糖调味服食，每日 1 次，6 日为 1 个疗程。

3）功效：疏肝清热。

4. 马齿苋炒肉丝

1）原料：鲜马齿苋 400 g，猪瘦肉 100 g，鸡蛋 1 个，植物油、麻油、淀粉、料酒、精盐、味精、蛋清、葱花、姜末各适量。

2）做法：取鸡蛋清放入碗内，用竹筷搅打成蛋清泥糊，待用。将鲜马齿苋拣去杂质，洗净，入沸水锅中稍焯，捞出，用冷水冲凉，码齐，切成 3 cm 长的段。将猪肉洗净，切成丝，放入碗内，加料酒、精盐、蛋清泥糊拌和均匀。炒锅置火上，加植物油烧至六成热时，加少许葱花、姜末煸炒出香，即投入黏浆的肉丝，熘散，烹入料酒，并加鲜汤适量，翻炒中加精盐、味精，用湿淀粉勾芡翻炒，淋入麻油即成。佐餐食。

3）功效：适用于脾虚湿盛型的老年带状疱疹。

5. 莲子赤豆茯苓羹

1）原料：莲子、赤小豆、茯苓各 30 g，蜂蜜 20 g。

2）做法：将莲子、赤小豆、茯苓分别拣杂洗净；将茯苓晒干或焙干，研成细末。莲子放入温开水中浸泡片刻，去皮及心，与淘净的赤小豆同放入沙锅，加水适量，大火煮沸后，改移小火煮至莲子、赤小豆熟烂如泥，边搅拌边调入茯苓细末，煮至成羹，离火，趁温热加入蜂蜜，拌匀即成。分早、晚 2

次服。

3）功效：对脾湿型尤为适宜。

6. 银花紫草茶

1）原料：金银花 10 g，紫草 5 g。

2）做法：先将金银花拣净，再将紫草拣杂洗净，切片，晒干，与晒干的金银花同放入有盖杯中，用烧沸的水冲泡，并加盖闷 15 分钟即可开始饮用。当茶，频频饮服，可冲泡 3～5 次。

3）功效：对肝火型带状疱疹尤为适宜。

7. 乌蛇汤

1）原料：乌梢蛇 1 条，猪油、精盐、鲜姜各适量，绍酒、味精少许。

2）做法：将乌梢蛇剖肚除去内脏，切断，加适量水，文火熬约 2 小时，加入猪油、鲜姜、绍酒、味精调味，饮汤吃肉。

3）功效：祛风除湿，通络解毒。对风湿顽痹，肌肤疥，皮肤癞疮，破伤风，小儿麻痹等均有疗效。

8. 马齿苋薏米粥

1）原料：马齿苋、薏苡仁各 30 g，粳米 20 g，红糖适量。

2）做法：先将马齿苋、薏苡仁分别择洗干净，入沙锅加适量水，上旺火煮沸，后改小火慢慢煮，加入淘洗净粳米煮至熟烂成米汤状，熟后加入红糖调味即成。

3）功效：解毒祛湿，适用于脾湿内蕴型带状疱疹。

9. 黑豆煲甲鱼

1）原料：甲鱼 1 只（约 500 g），黑豆 30 g，绍酒、生姜、精盐等各适量。

2）做法：将甲鱼洗净去肠杂，洗净；黑豆洗净同料酒、姜片一起入锅，置火上煲熟烂，再加入精盐、味精、胡椒粉调味即可。吃甲鱼肉、黑豆，喝汤。

3）功效：疏风养血，润燥。适用于血虚之带状疱疹，忌食一切海鲜发物。

【绿色自然疗法】

1. 针灸疗法：内关穴（双）、阳陵泉（双）、三阴交（双）及皮疹局部区域。

每日 1 次，卧针平刺，留针 30 分钟。根据发病部位可加刺穴位，皮损在脐上区，加刺合谷穴；在脐下区，加刺足三里；在面颧区，加刺四白穴、睛明穴；在眼睑区，加刺头维穴、阳白穴；在下颌穴，加刺地仓穴、颊车穴。

2. 艾灸疗法：在疱疹局部灸阿是穴，用艾条回旋灸，以热引热，外透毒邪。每个部位施灸 3～5 分钟。或用铺棉灸，将药棉撕成薄薄一片，面积同疱疹大小，覆盖疱疹，从一边点燃。注意棉片要足够薄，不要灼伤局部皮肤。

3. 火针疗法：取皮损局部疼痛点。局部聚维酮碘常规消毒，在疱疹起止的两端及中间选定治疗部位，根据疱疹簇的大小确定所刺针数，以疱疹数量的 1/3～1/2 为宜。进针深度以针尖刺破疱疹，达到其基底部为度。对于较大的脓疱或血疱即直径＞0.5 cm 者，用粗火针点刺。

4. 拔罐放血：皮损部位胀痛、水疱不破者，用三棱针点刺疱疹及周围，令皮肤出血，在局部出血点上拔罐，留罐 10 分钟，令每罐出血 3～5 mL。

5. 梅花针循经叩刺：用梅花针延皮损带状分布的部位，叩刺疱疹及周围皮肤，令皮肤轻微出血。

6. 光照疗法：刺破水疱、放出疱液后以 TDP 灯或威伐光对疱疹局部进行照射 15～30 分钟，每日 1 次，连续照射 3～5 日。

三、病案举例

周××，男，66 岁，初诊 2011 年 6 月 11 日。

1）主诉：右侧胸胁背部带状疱疹后疼痛剧烈 1 个月余。

2）病史：1 个月前，因受凉致肺部感染后，右侧胸胁背部开始出现红斑、水疱，疼痛，曾在外院治疗后，疱疹消退，但疼痛剧烈，通过网络联络，找笔者诊治，除疼痛外，伴口苦口干，纳差，不欲饮食，神疲，夜寐欠安，咳嗽，咯白色黏液痰。既往有“肺气肿”“肺部感染”病史。

3）专科检查：右侧胸胁背部疱疹已经消退，留下色素沉着斑。舌质紫暗，苔黄微腻。

4）西医诊断：带状疱疹后遗神经痛；中医诊断：蛇串疮。

5）辨证：湿热夹瘀。

6）治法：清热利湿、活血化瘀。

7）方药：龙胆泻肝汤合复元活血汤。龙胆 5 g，车前子 10 g，栀子 10 g，木通 6 g，黄芩 10 g，当归 15 g，柴胡 10 g，乳香 10 g，生地黄 15 g，没药

10 g,黄芩 30 g，薏苡仁 30 g，延胡索 15 g，首乌藤 30 g，共 7 剂，水煎服，每日 1 剂，配合梅花针放血，拔罐治疗，及西医营养神经治疗。

二诊：2011 年 6 月 17 日，疼痛稍减轻，纳食稍增，夜寐尚安，舌质红，舌苔黄腻，脉弦细。处方：龙胆 5 g，车前子 10 g，栀子 10 g，木通 6 g，延胡索 15 g，黄芩 10 g，柴胡 10 g，当归 15 g，没药 10 g（包煎），乳香 10 g（包煎），首乌藤 30 g，陈皮 8 g，生地黄 15 g，薏苡仁 30 g，血竭 6 g（冲服），共 7 副，水煎服，每日 1 剂。配合针灸、温针灸治疗 10 日。

三诊：2011 年 6 月 28 日，患者疼痛明显缓解，但仍精神差，不欲饮食，舌苔黄腻，脉弦细。治宜健脾利湿，通络止痛，方拟健脾除湿汤加减。厚朴花 10 g，木通 6 g，豆蔻 15 g，薏苡仁 30 g，苦杏仁 15 g，滑石粉 15 g，苍术 10 g，柴胡 10 g，延胡索 10 g，茯苓 15 g，乌梢蛇 15 g，全蝎 5 g，三七 5 g（兑服），车前子 15 g，首乌藤 30 g。共 7 剂，水煎服，每日 1 剂。配合隔姜灸、药罐治疗。

四诊：2011 年 7 月 05 日，服上方七副，纳食增加，疼痛稍缓解，余可。处方：白术 12 g，苍术 6 g，厚朴 6 g，陈皮 9 g，泽泻 9 g，猪苓 12 g，茯苓 15 g，黄柏 12 g，栀子 10 g，通草 6 g，扁豆花 10 g，甘草 6 g，延胡索 10 g，没药 10 g，乳香 10 g，共 7 剂，水煎服，每日 1 剂。

五诊：2011 年 7 月 9 日，右胁间稍有疼痛，偶有咳嗽、气喘，神疲乏力，纳可，夜寐尚安，二便调；处方：川芎 10 g，柴胡 10 g，枳壳 10 g，香附 10 g，甘草 6 g，瓜蒌皮 10 g，半夏 10 g，当归 10 g，生芪 10 g，茯苓 10 g，白术 10 g，茜草 10 g，共 7 剂，水煎服，每日 1 剂。经过 1 个月的治疗，患者疼痛减轻 90％以上，已基本不影响生活。

四、编者按

带状疱疹在民间又称“缠腰火丹”“蛇串疮”等。《外科大成·缠腰火丹》中描述本病为“初生于腰，紫赤如疹，或起水疱，痛如火燎”。本例患者年老正不胜邪，湿热蕴结，致局部气滞血瘀，经络痹阻，不通则痛。从而出现带状疱疹遗留神经痛。本病初期要积极中西结合治疗，减少后遗神经痛的发生，中医辨证论治中加入有抗病毒作用的板蓝根、大青叶等。在治疗余毒留滞时，可用大剂量的寸星子树根、臭牡丹解毒。只要治疗及时得当，疗效肯定。一般不会遗留神经痛。若延误治疗或治疗不适当，尤其是老年患者易遗留神经痛，后遗神经痛多由素体不足，气虚邪恋，血行涩滞，终成气虚血瘀，久病多虚，久病多瘀，久痛入络。辨治后遗神经痛，应多从气血调理入手，辨证也以气滞血瘀为主，按疼痛部位选方。发于头面部的主以通窍活血汤；发于胸胁部的主以复元活血汤；发于腰背部的主以膈下逐瘀汤。在各类主方的基础上，灵活地随证加减。对于年老体弱者，针对病证，又要兼顾其体质，血分药的应用中，切勿忘记黄芪类气分药的参入，气行血行，气力足，痞涩之血脉得以畅通，通则不痛矣。本例患者配合外用马应龙痔疮膏取其清热解毒，活血化瘀作用。“久病入络”，同时配合针灸、梅花针、拔罐疗法以活血通络止痛，可以缩短治疗疗程。

第二节 湿疹

湿疹，常见的皮肤病之一，是一种变应性炎症性皮肤疾病。皮损的临床特点为对称分布，有湿烂、渗液、结痂的多形损害，并伴有剧烈瘙痒。根据病程可以分为急性湿疹、亚急性湿疹、慢性湿疹。

急性湿疹以丘疱疹为主，炎症明显，易渗出；亚急性湿疹常由急性湿疹未能及时治疗或处理失当，病程迁延所致，临床表现较急性湿疹轻；慢性湿疹多由于急性和亚急性湿疹长期不愈，或反复发作而成，皮疹主要局限在某一部位，以苔藓样变为主，易反复发作。

本病男女老幼皆可发病，无明显季节性，但常冬季易加重或复发；多发于阴囊、四肢关节、躯干部位。多由于禀赋不耐，饮食失节，或过食辛辣刺激荤腥东风之物，脾胃受损，湿热内生，风湿热邪浸淫肌肤所致。中医上称之为“湿疮”“浸淫疮”等。

一、中医特色诊断

（一）急性湿疹

【望诊】急性病容，神志清楚或精神状态欠佳，活动自如，常有不自觉的搔抓行为。皮损处可见红斑、潮红、丘疹、丘疱疹、水疱、脓疱、糜烂、流滋、结痂并存，呈多形性损害。舌质红，苔白腻或黄腻。

【闻诊】声音洪亮，言语清晰，无明显太息、腹鸣、呻吟之声，无明显异常气味。

【问诊】瘙痒剧烈难忍，愈搔愈痒，抓破后有液体渗出。饮酒、食辛辣发物、肥皂水烫洗均可使皮损加剧、瘙痒加重。瘙痒严重者甚至影响睡眠，引起焦虑、暴躁情绪。

【切诊】脉滑数或濡数。

（二）亚急性湿疹

【望诊】急性病容，神志清楚，活动自如。皮损以丘疹、结痂、鳞屑为主，仅有少量水疱及轻度糜烂。舌淡胖，苔白腻或黄腻。

【闻诊】声音洪亮，言语清晰，无明显太息、腹鸣、呻吟之声，无明显异常气味。

【问诊】有急性湿疹未经治疗或治疗不当病史，或有慢性湿疹加重病史。自觉瘙痒剧烈，夜间尤甚。

【切诊】脉濡缓或弦数。

（三）慢性湿疹

【望诊】慢性病容或正常面容，神志清楚，活动自如。皮损多局限于某一部位，如小腿、手足、肘窝、外阴、肛门等处。表现为皮肤肥厚粗糙，触之较硬，色紫暗或紫褐，皮损表面常附有鳞屑，部分皮损可出现新的丘疹或水疱。舌淡胖，边有齿痕，苔白或黄，微腻。

【闻诊】声音洪亮，言语清晰，无明显太息、腹鸣、呻吟之声，无明显异常气味。

【问诊】有急性湿疹或亚急性湿疹未经治疗或治疗不当病史，或有长期湿疹反复发作病史，瘙痒呈阵发性，夜间或精神紧张、饮酒、食辛辣发物时瘙痒加剧。

【切诊】脉弦细或滑。

【特殊检查】真菌镜检、血常规、病理组织切片、变应原检测等可有助于明确诊断。

【辨证】可辨为湿热蕴肤或脾虚湿盛、阴虚湿热、血虚风燥。

二、中医特色治疗

【治疗原则】利湿止痒。

【绿色中药】防风 15 g，苍术 10 g，白术 10 g，茯苓 20 g，陈皮 10 g，厚

朴 10 g，猪苓 10 g，栀子 20 g，木通 10 g，泽泻 10 g，滑石 10 g，甘草 6 g，薄荷 3 g，肉桂 6 g。

【加减用法】瘙痒不得入眠者，加珍珠母（先煎）、首乌藤、酸枣仁。瘙痒甚者，加紫荆皮、地肤子。皮疹渗液多者，加土茯苓、鱼腥草。水煎服，先用适量清水浸泡诸药半小时，武火煮沸，改文火再煮诸药半小时，取头、二煎药汁约 300 mL，分早、晚 2 次温服。

【主方来源】《外科正宗》之除湿胃苓汤。

【中药外治】

1. 急性者，渗出较多时，以生地黄榆、马齿苋、黄柏、蒲公英、野菊花各 20 g，水煎，待冷或温后湿敷、外洗，或 10%黄柏溶液湿敷。渗出减少时，再用青黛散麻油调匀外搽。

2. 亚急性者，可选用三黄洗剂、黄柏霜、青黛散麻油调匀外搽。

3. 慢性者，外搽青黛膏、皮枯膏、润肤膏，加热烘疗法疗效更好；亦可用烟熏法或苦参汤药浴。

【绿色药膳】

1. 豆腐菊花羹

1）原料：豆腐 100 g，野菊花 10 g，蒲公英 15 g。

2）做法：将野菊花、蒲公英煎煮取汁约 200 mL，加入豆腐，调味品同煮沸，用适量水淀粉勾芡、搅匀即成。

3）功效：清热解毒。

4）适用人群：适合瘙痒症状较重及处于恢复期的湿疹患者食用。

2. 薏米赤豆粥

1）原料：薏苡仁、赤小豆各 30 g，大枣、龙眼肉、冰糖适量。

2）做法：将泡好的薏苡仁和赤小豆放入锅中，大火煮开。等汤煮沸后，加入大枣、龙眼肉和冰糖。转中小火慢炖，至赤小豆微开花熟软即可食用。

3）功效：清热、利水、除湿的功效。

4）适用人群：有过敏性体质、瘙痒症状严重的湿疹患者。

3. 马齿苋拌豆干

1）原料：马齿苋（鲜品）250 g，豆腐干 3 块，蒜瓣、精盐、芝麻油等调味品各适量。

2）做法：放入洗干净的马齿苋和豆腐干焯水 1 分钟，捞出放入凉水中，马齿苋捞出挤干水分，蒜瓣去皮后和豆腐干都切粒，放入大碗中，加入所有调味料拌匀。

3）功效：清热解毒 、凉血止血。

4）适用人群：尤其适合有渗出糜烂的急性湿疹患者。

4. 茅根绿豆饮

1）原料：鲜茅根 30 g，泽泻 15 g，绿豆 50 g，冰糖 20 g。

2）做法：先煮白茅根（切段）、泽泻，20 分钟后，捞去药渣，再入绿豆、冰糖，煮至绿豆开花蜕皮后，过滤去渣，留汁即可。

3）功效：清热解毒，除湿利尿。

4）适用人群：湿疹急性期患者。

5. 山药茯苓糕

1）原料：生山药 200 g，茯苓 100 g，大枣 100 g，蜂蜜 30 g。

2）做法：先将山药蒸熟捣烂，大枣煮熟去皮核，茯苓研细粉，与枣肉、山药拌匀，上锅同蒸成糕，熟后淋上蜂蜜即可。

3）功效：健脾除湿、养阴润燥

4）适用人群：阴血亏损、燥热伤津的湿疹患者。

6. 三仁饼

1）原料：小麦（仁）粉 200 g，核桃仁 15 g（研细），花生仁 20 g（研细），茯苓粉 100 g。

2）做法：发酵粉适量。核桃仁、花生仁研成细末。将小麦粉、茯苓粉核桃仁末、花生仁末及适量的发酵粉混合拌匀，加适量的清水制成面饼。将此面饼放入烤箱中烤熟即成。

3）功效：养血润燥滋阴祛湿。

4）适用人群：各种类型的湿疹患者。

【绿色自然疗法】

1. 特色针灸疗法：主穴取大椎、曲池、足三里。备穴取血海、三阴交、合谷。针血海要用 6～9 cm 针，针尖斜向上，使针感达到腹部；针尖斜向下，使针感达到足跟部。亦可应用耳针，取相应部位穴位或肺区。

2. 中药外洗：急性湿疹渗出较多者，可用生地黄榆、马齿苋、黄柏、蒲公英、野菊花各 20 g，水煎，待温热后湿敷、外洗，渗出减少时，再用青黛散芝麻油调匀外搽。

3. 坐浴疗法：对于肛周和外阴的湿疹，可以黄柏洗剂（黄柏、蒲公英、明矾、苦参、白鲜皮、五倍子）每日熏洗坐浴，每次 15 分钟，早、晚各 1 次。

4. 减少接触化学制品和热水烫洗，由于湿疹是一种慢性变应性、炎症性皮肤病，应尽量减少接触沐浴露、肥皂、洗衣粉等化学制品，同时也要避免热水烫洗，以免加重病情。

5. 湿疹患者日常应避免搔抓，搔抓只会刺激局部皮肤，越抓越痒，直到皮肤破损；同时也应忌食辛辣刺激食物和牛肉、羊肉、海鲜等发物。

三、病案举例

谭××，女，74 岁，初诊：2011 年 5 月 10 日。

1）主诉：全身起疹伴瘙痒反复 3 个月，再发 1 周。

2）病史：全身散在红斑、丘疹，瘙痒剧烈，尤以额颈部为甚，夜寐难安，神疲乏力，大便干结，舌质淡，舌边有齿痕，舌下瘀斑，脉弦细。

3）西医诊断：慢性湿疹急性发作；中医诊断：湿疮。

4）辨证：脾虚湿蕴证。

5）治法：健脾利湿止痒。

6）方药：除湿胃苓汤加减。茯苓 15 g，白术 10 g，猪苓 10 g，泽泻10 g,栀子 10 g，木通 6 g，灯心草 10 g，苍术 10 g，陈皮 6 g，厚朴 10 g，甘草 6 g，白鲜皮 10 g，生大黄 8 g，服用 5 剂，水煎服，每日 1 剂，药渣煎水湿敷。

二诊：2011 年 5 月 16 日，患者瘙痒较前明显减轻，夜寐尚可，纳食正常，大便结，口苦口干，舌质淡、苔黄腻，脉弦细。

1）辨证：肝经郁热。

2）治法：清热利湿。

3）方药：龙胆泻肝汤加减。龙胆 10 g，泽泻 10 g，黄芩 10 g，柴胡 10 g，生地黄 15 g，车前子 15 g，木通 6 g，当归 15 g，党参 15 g，白芷 10 g，全蝎 5 g，甘草 10 g，僵蚕 10 g，7 副，水煎服，每日 1 剂，分早、晚 2 次温服，药渣煎水湿敷。

四、编者按

湿疹是一种常见的由多种内外因素引起的表皮及真皮浅层的炎症性皮肤

病，一般认为与变态反应有一定关系。古代称之为“湿疮”“浸淫疮”。《诸病源候论·浸淫疮候》曰：“浸淫疮是心家有风热，发于肌肤，初生甚小，先痒后痛而成疮，汁出浸渍肌肉，浸淫渐阔，乃遍体。”《医宗金鉴·外科心法要决》曰：“浸淫疮此证初生如疥，瘙痒无比，蔓延不止，抓津黄水，浸淫成片。由心火脾湿受风而成……”包括今之急慢性湿疹以及某些特定部位，如面部、手部、乳房、腹部、阴囊部，女阴部，肛门周围以及手指足部，等等。本例患者年事已高，禀赋不耐，脾不健运，水湿与热邪搏结，外溢肌肤发为浸淫疮，病情迁延反复，本次为慢性湿疹急性发作，患部皮肤增厚，表面粗糙，皮纹显著或有苔藓样变，触之较硬，暗红或紫褐色，常伴有少量抓痕、血痂、鳞屑及色素沉着，间有糜烂、流滋。自觉瘙痒剧烈，尤以夜间、情绪紧张、食辛辣鱼腥动风之品时为甚。

第三节　慢性荨麻疹

慢性荨麻疹是一种常见的变应性皮肤病，是由于接触过敏物质引起皮肤的变应反应。其临床特点是皮肤上出现风团，并伴有程度不一的瘙痒，色红或白，形态各异，发无定处，骤起骤退，退后不留痕迹。由于其皮疹消退后不留痕迹的特点，古代文献中称之为“瘾疹”，《诸病源候论》中曰：“邪气客于皮肤，复逢风寒相折，则起风瘙瘾疹。”

本病是最常见的皮肤病之一，可发生在任何年龄，任何季节，男女皆可患病。本病的病因比较复杂，病机变化较多。但总因禀赋不耐，人对某些物质过敏所致。可因气血虚弱，卫气失固；或因饮食不慎，多吃鱼腥海味、辛辣刺激食物；或因药物、生物制品、慢性感染病灶、昆虫叮咬、肠道寄生虫等因素诱发。

一、中医特色诊断

【望诊】正常面容，神志清楚，活动自如。皮肤出现散在或融合成片的风团丘疹，色淡红或苍白，数小时内减轻消失，反复发作。部分患者在搔抓后随手起条索状风团。舌质红，苔白腻或薄黄。

【闻诊】无特殊声音，无特殊气味。

【问诊】有过敏体质，多数对尘螨、花粉等物质过敏；有长时间的风团丘疹反复发作病史。

【切诊】脉濡缓或细。

【特殊检查】皮肤划痕实验可协助诊断，变应原检查可进一步明确病因。

【辨证】多因表虚不固，营卫失调，引起风邪、湿邪内不得以疏泄，外不得以透达，风湿之邪互结，郁于皮毛腠理之间而发。

二、中医特色治疗

【治疗原则】养血祛风，润燥止痒。

【绿色中药】当归 30 g，白芍 10 g，川芎 10 g，生地黄 15 g，炒蒺藜 20 g，防风 20 g，荆芥 20 g，首乌藤 10 g，黄芪 20 g，炙甘草 10 g，茯神 20 g，银柴胡 10 g，乌梅 10 g，五味子 10 g，花藤子 10 g。

【加减用法】心烦失眠者，加酸枣仁、柏子仁等；手足心热者，加白薇、青蒿等；剧烈瘙痒者，加白鲜皮、徐长卿、钩藤等；大便稀溏者，加四君子汤；恶心呕吐者，加藿香；风团颜色鲜红者，加牡丹皮等。每日 1 剂，水煎服，先用适量清水浸泡诸药半小时，武火煮沸，改文火再煮诸药半小时，取头、二药汁约 300 mL，分早、晚 2 次温服。

【主方来源】摘自《重订严氏济生方》之当归饮子加减和当代中医皮肤科名家祝谌予之过敏煎加味。

【中药外治】

1. 中药熏洗：瘙痒明显，无胸闷气憋者适用。风团红，瘙痒明显者，选用马齿苋、白鲜皮等解毒止痒中药熏洗；风团色淡白，皮肤干燥者，选用当归、茯苓、白术等健脾养血中药熏洗，每日 1 次。

2. 中药保留灌肠：对于因饮食不慎而诱发者，采取苦参、黄柏等中药保留灌肠以泻浊解毒，每日 1 次。

【绿色药膳】

1. 生姜桂枝粥

1）原料：生姜 10 片，桂枝 3 g（研末），粳米 50 g，红糖 30 g。

2）做法：将粳米放入 400 mL 水中，煮开后将桂枝粉倒入锅中文火煮 30 分钟，然后加入生姜，以强火煮 3 分钟后熄火，加入红糖搅拌融化即可。

3）功效：温胃散寒，调和营卫。

4）适用人群：慢性荨麻疹属风寒证者。

2. 防风苏叶猪瘦肉汤

1）原料：防风 15 g，紫苏叶 10 g，白鲜皮 15 g，猪瘦肉 30 g，生姜 5 片。

2）做法：将前 3 味中药用干净纱布包裹和猪瘦肉生姜一起煮汤，熟时去药包裹，饮汤吃猪瘦肉。

3）功效：温中散寒，祛风止痒。

4）适用人群：慢性荨麻疹反复发作并伴瘙痒者。

3. 芋头茎煲猪排骨

1）原料：芋头茎 50 g，猪排骨 100 g。

2）做法：将芋头茎洗净切块，猪排骨洗净切块，同放沙锅中加水适量文火煲熟。

3）功效：祛风除湿。

4）适用人群：皮疹色赤，遇热则发的风热型荨麻疹患者。

4. 冬瓜芥菜汤

1）原料：冬瓜 200 g，芥菜 30 g，白菜根 30 g，芫荽 5 株，红糖适量。

2）做法：水煎，熟时加适量红糖调匀，即可饮汤服用。

3）功效：清热降火。

4）适用人群：荨麻疹素体火旺者。

5. 醋糖姜汤

1）原料：醋半碗，红糖 100 g，生姜 30 g。

2）做法：醋、红糖与切成细丝的生姜同放入沙锅内煮沸 10 分钟，去渣。

3）功效：养阴补血，润燥止痒。

4）适用人群：素体皮肤干燥、瘙痒的血虚风燥型荨麻疹。

6. 归芪防风猪瘦肉汤

1）原料：当归 20 g，黄芪 20 g，防风 10 g，猪瘦肉 60 g。

2）做法：将前 3 味中药用干净纱布包裹，与猪瘦肉一起炖熟，饮汤食猪瘦肉。

3）功效：健脾益气，养血祛风。

4）适用人群：荨麻疹日久，有神疲乏力等表现的患者。

【绿色自然疗法】

1. 针灸疗法：皮疹发于上半身者，取曲池、内关穴；发于下半身者，取血海、足三里、三阴交穴；全身泛发者，配风市、风池、大椎、大肠俞穴等。

2. 耳穴贴压：用王不留行在耳部的内分泌、神门、肾上腺、肺俞等穴位贴压以疏风止痒。2～3 日更换 1 次，双耳交替，10 次为 1 个疗程。

3. 拔罐疗法：体质虚者神阙穴拔罐，每日 1 次，3 日为 1 个疗程；实者足太阳膀胱经穴位拔罐，每日 1 次，5 次为 1 个疗程。

4. 放血疗法：用三棱针在背部大椎、肺俞、脾俞点刺 3～5 针，上罐，出血 5～10 mL 时取罐。对急性荨麻疹患者可泄热止痒，隔日 1 次。

5. 自血疗法：对荨麻疹急性发作的患者可用。抽取患者少量（约 4 mL）静脉血，注入患者足三里、血海、曲池等穴位中，以达到泄热止痒，调理气血的效果。

6. 禁食或禁用某些对机体致敏的药物或食物，如虾蟹海鲜等；避免接触致敏物质，如花粉、宠物毛发等；积极防治肠道寄生虫病。

7. 注意气温变化，及时增减衣物，加强体育锻炼，规律作息时间，增强自身的免疫力。

三、病案举例

蔡××，女，47 岁，工人，初诊日期：2009 年 8 月 7 日。

1）主诉：反复发作性风团 5 年，伴瘙痒，近月加剧。

2）现病史：患者 5 年前一次食海鲜后身痒，继则发生风团样损害，外院多给以抗组胺药（具体不详）、钙剂等，病情均能缓解。每自服氯雷他定、马来酸氯苯那敏也有效。一般入夜 8～9 点开始发风团，直至第 2 日凌晨 5～6 点渐渐见少或隐没，每次服开瑞坦 1 片，可管两日“平安”，这样的情况已持续了 3 年，中药服了很多。近月来夜发，风团部分残留至白天也不见消失，人也烦躁了，特来求治“断根”疗法。

3）检查：四肢躯干皮肤散见部分淡红色风团皮损，大小形态有异，部分堆垒成块片状，呈豆瓣样外观，皮肤划痕（+）。舌脉象：舌质淡，苔薄白，脉濡缓。

4）西医诊断：慢性荨麻疹；中医诊断：瘾疹。

5）中医辨证：阳虚阴寒伏络证。

6）治法：温阳散寒，活血通滞。

7）方药：当归饮子加味，川芎 10 g，甘草 10 g，蒺藜子 12 g，当归 15 g，生地黄 50 g，何首乌 15 g，荆芥 10 g，赤芍 10 g，防风 10 g，白鲜皮 15 g，土茯苓 30 g，白芷 10 g，全蝎 5 g，苦参 8 g，生大黄 6 g，牡丹皮 10 g，服用 7 剂，水煎服，每日 1 剂，配合肚脐拔罐疗法。

二诊：8 月 15 日，仍有风团发生，但较用药前风团减少很多，瘙痒感亦相对减轻。今改用阳和消阴汤，鹿角胶 15 g（烊化），熟地黄 15 g，附子 10 g，麻黄 10 g，白芥子 10 g，肉桂 3 g，姜炭 10 g，路路通 7 g，佛手 6 g，甘草 6 g，服用 7 剂，水煎服，每日 1 剂。

三诊：8 月 23 日，自述停服氯雷他定已无碍，仍守原方 7 副。

四诊：9 月 1 日，已 5 日未发风团，入夜安睡，继续守原方 7 副，但嘱隔日服 1 副，追访 3 个月未再发。

四、编者按

荨麻疹属于变态反应性疾病，即过敏性疾病中的代表性疾病，也是皮肤科中最常见的疾病之一，根据流行病学调查显示我国人群的荨麻疹患病率达 23%。

中医称之为瘾疹，民间又名风团、风疹块，中医古籍中将其描述为“红如云彩，堆垒成片，来而有形，去而无踪，瘙痒无度，反复无常”，将其症状与体征概括得十分生动而确切。在临床上有每遇数月或数年而反反复复不愈者，长期影响学习、工作、生活，给患者的的身心健康带来很大的损害；甚至于有个别累及急性喉头水肿而危及生命。因此积极寻求对该病的有效治疗至关重要。西医使用抗组胺药、免疫抑制剂等治疗慢性荨麻疹仅能暂时缓解症状，不能解决根本问题。

笔者的老师——国家级名老中医欧阳恒认为：本病一般风热郁于肌肤者，疏其风清其热，拟用疏风清热饮或消风导赤散加减；风寒束于肌表者，又宜祛风散寒，拟用荆防败毒散、麻桂各半汤化裁；脾胃虚寒，外受风邪者，健脾和胃祛风止痒，拟健脾祛风汤加减；与月经有关，属冲任失调型，调摄冲任法，拟用二仙汤出入等。这些施治方法，作为常规，一般都会有效。但临床中有一些患者病程长期反复，多年来多处求治仍迁延不愈，非常顽固，病程持续十数年甚至数十年者，常规施治方法多半不应效，欧老师对于此类顽固型荨麻疹的治疗积累了丰富的经验，他主要分三型辨治：①血热瘀阻证，治宜凉血清热祛风止痒，方选五花五根汤和玉真散；②阳虚寒凝，治宜温阳散寒、祛风止痒，方选当归四逆汤合玉真散；③卫阳不固证治法：益气固表温阳，方选玉屏风散合阳和汤合神应消风散。当然，面对顽固型荨麻疹绝对不能拘泥于一方一法，当论其前因后果，权衡应变，临证加减，灵活运用。

第四节　皮肤瘙痒症

皮肤瘙痒症是指无原发性皮疹，但有皮肤瘙痒感的一种常见皮肤病。以皮肤瘙痒剧烈或出现灼热感、蚂蚁在皮肤上爬行的感觉，在搔抓后引起抓痕、血痂、皮肤肥厚、苔藓样变等皮肤损伤为特征。

皮肤瘙痒症在中老年人群中非常常见，根据国外的流行病学调查，65 岁以上患者发病率为 12%，80 岁以上患者发病率达 20%。本病有比较明显的季节性，一般多发于秋冬季节，夏季减轻。并可分为局限性与泛发性两种。中医认为本病多与风邪相关，称之为“风痒”或“风瘙痒”。

一、中医特色诊断

【望诊】正常或慢性病容，神志清楚，活动自如，无丘疹、风团，但四肢或躯干部位皮肤有因反复搔抓激发产生的抓痕、血痂、色素沉着等继发性皮疹。

【闻诊】无特殊声音，无特殊气味。

【问诊】瘙痒剧烈，夜间尤甚，精神紧张、饮酒、食辛辣刺激等多种因素可引起瘙痒或加重。部分中老年患者有糖尿病等慢性病史。

【切诊】脉弦细或滑。

【特殊检查】过敏源检测、真菌镜检等可有助于诊断。

【辨证】多因气血亏虚，卫外失固，风邪外侵所致。或血虚生风，肌肤失养所致

二、中医特色治疗

【治疗原则】养血消风，润燥止痒

【绿色中药】三九中药配方颗粒：当归 20 g、生地黄 20 g、白芍 10 g、川芎 10 g、制何首乌 10 g、荆芥 10 g、防风 10 g、蒺藜 10 g、黄芪 30 g、生甘草 6 g、生姜 9 g、首乌藤 30 g。

【加减用法】开水冲服，每次 1 袋，1 天 2 次。心悸失眠者，加酸枣仁、柏子仁；神疲乏力者，加人参或党参；血虚便秘者，倍用当归并加肉苁蓉；瘙痒剧烈者，加皂角刺；瘙痒无定处者，酌加全蝎、僵蚕。

【主方来源】摘自《重订严氏济生方》之当归饮子加味。

【中药外治】

周身皮肤瘙痒者，可用苦参洗剂、复方黄柏液外擦，皮肤干燥者可用甘草油润肤，外阴或肛门瘙痒严重者可用苦参洗剂外洗。

【绿色药膳】

1. 党参黄芪当归牛肉汤

1）原料：鲜牛肉 500 克，党参 50 克，黄芪 30 克，当归 50 克，大枣 3 枚，防风 10 克，食盐、绍酒适量。

2）做法：将鲜牛肉切成小块，放入开水锅汆透，捞出倒在砂锅内煮，原汤去掉浮沫，清汤倒入砂锅。将党参，黄芪洗净切成薄片，和当归、大枣、防风一起放入砂锅，用旺火烧开后，文火炖烂牛肉，加入食盐、绍酒适量即可食用。

3）功效：祛风散寒，补气养血。

2. 丹参益母鸡块

1）原料：益母草 30 克，母鸡 500 克，丹参 30 克，鸡血藤 15 克，酱油、绍酒、食盐、香油适量。

2）做法：将益母草洗净切碎，鸡血藤、丹参放入锅内加适量水，上火炖成丹参益母草汤，用纱布过滤备用。将鸡宰杀后，剁成鸡块，放入盆内加适量酱油腌 10 分钟，炒勺上火后加入适量油，把鸡块炒成八成熟后，去掉油沫，原勺放入绍酒、食盐，加入益母草汤，慢火炖烂后即可食用。

3）功效：健脾补虚，祛风通络。

3. 姜桂红枣汤

1）原料：干姜 9 克，红枣 10 枚，桂枝 6 克。

2）做法：将上三味放入砂锅中，加入适量的水煮，至煮沸后 10 分钟左右即可。每日 2~3 次，10 日为 1 个疗程。

3）功效：温补气血。

4. 薄荷绿豆藕

1）原料：鲜藕300克，绿豆20克，鲜薄荷叶2克，糖、盐、醋适量。

2）做法：将鲜藕洗净去皮，绿豆煮烂后装入藕孔内，将藕煮熟切片装盘，最后将鲜薄荷叶洗净切碎，撒在上面，加适量糖、盐、醋，凉拌后食用。

3）功效：凉血润燥，祛风止痒。

5. 芪归羊肉汤

1）原料：黄芪30 g，当归10 g，羊肉1000 g，调味品适量。

2）做法：将诸药择净，布包；羊肉洗净，切块，与药包、调味品同放入锅中，加入清水适量，文火炖熟，服食。每3日服1次，10次为1个疗程。

3）功效：益气养血，祛风止痒。

6. 黄芪炖乳鸽

1）原料：黄芪30 g，乳鸽1只，生姜3片，调味品适量。

2）做法：先将乳鸽用水淹死，去毛杂，放碗中，纳入黄芪、生姜，隔水炖熟，去黄芪，放食盐、味精、麻油调味服食。

3）功效：温补气血、润肤止痒。

7. 乌蛇黄芪羌活酒

1）原料：乌梢蛇1条，黄芪、羌活各15 g，白酒1000mL。

2）做法：先将乌蛇去皮及肠杂，切段，与黄芪、羌活同入白酒中，密封浸泡20～30天后饮用，早、晚各饮1小杯。

3）功效：益气活血，祛风除湿。

8. 黄酒浸枣

1）原料：红枣300枚，黄芪60 g，白术15 g，防风10 g，生姜40 g，绍兴黄酒500 g。

2）做法：将瓷坛洗净晒干，生黄芪、白术、防风装袋，垫在坛底。生姜切丝与洗净的大枣拌匀放入坛内，倒入黄酒，使每个枣都沾上黄酒，将坛口密封约1个半月即可。食枣饮酒，每次食枣4～5枚。

3）功效：补益气血，润燥止痒。

9. 黄芪血藤瘦肉汤

1）原料：黄芪30 g，鸡血藤15 g，猪瘦肉150 g，调味品适量。

2）做法：将诸药择净，放入药罐中，加入清水适量，浸泡5～10分钟后，水煎取汁，加猪瘦肉煮熟后调味服食。

3）功效：活血通络，祛风止痒。

【绿色自然疗法】

1. 特色针灸疗法：取曲池、合谷、血海、足三里等穴；中等强度刺激，留针半小时，每日 1 次，10 次为 1 个疗程。

2. 耳针：取穴枕部、神门、肺区、肾上腺等，耳穴埋针或压豆，2～3 天更换 1 次，双耳交替。

3. 穴位注射：适用于瘙痒顽固者，采用当归注射液或丹参注射液等具有养血活血功效之药物进行穴位注射，每日 1 次，7 天为 1 个疗程。注意：须到具有资质的正规医疗机构进行。

4. 中药熏洗治疗：适用于无明显抓痕、血痂及皮损无渗出的患者。以当归、丹参、鸡血藤、白鲜皮、连翘等养血活血、解毒止痒的中药煎水，对瘙痒部位进行熏洗，每日 1 次，每次 15 分钟。

5. 中药蒸汽治疗：适用于皮损肥厚，呈苔藓样变的患者，以当归、丹参、生地黄、火麻仁、地骨皮、白鲜皮等中药煎水，用家用中药熏蒸治疗仪对皮损部位进行熏蒸，每周 3 次，10 次为 1 个疗程。

6. 饮食上禁食鱼、虾、蟹等发物，忌食辛辣刺激食物，多食蔬菜水果。平时避免搔抓、摩擦或热水烫洗等方式止痒。调畅情志，保持心情舒畅。

三、病案举例

张××，男，50 岁，初诊日期：2009 年 4 月 14 日。

1）主诉：全身皮肤瘙痒反复 1 年余。

2）现病史：患者诉一年前无明显诱因出现皮肤瘙痒，且日趋剧烈，难以忍受，影响睡眠，抓之起粟粒大小丘疹，无口干，纳食可，二便调。

3）体格检查：双下肢散在斑丘疹，间有抓痕、血痂，舌质淡，苔薄黄，脉弦细。

4）西医诊断：皮肤瘙痒症；中医诊断：风瘙痒。

5）辨证：血虚风燥。

6）治法：祛风止痒，镇静安神。

7）处方：当归饮子加减合四石丸；荆芥 10 g，防风 10 g，川芎 10 g，白术 10 g，熟地黄 15 g，当归 12 g，独活 10 g，柴胡 10 g，珍珠母 30 g（后下)，代赭石 30 g（后下)，磁石 30 g（后下)，牡蛎 30 g（后下)。

二诊：2009 年 4 月 21 日，患者诉服上方后瘙痒明显缓解，继进原方 10 付。

三诊：2009 年 4 月 30 日，诉服上方后瘙痒明显好转，但双下肢仍有部分丘疹，瘙痒夜甚，查舌苔薄黄，脉弦，方改斩痒丹加减。药用玄参 15 g，苦参 8 g，石榴皮 15 g，僵蚕 10 g，炒蒺藜 15 g，茯苓 10 g，甘草 10 g，代赭石 30 g（后下)，夜交藤 30 g，桑枝 15 g，地龙 10 g，白鲜皮 10 g，牡丹皮 10 g；服 15 剂后皮疹消失，基本已无瘙痒。

四、编者按

皮肤瘙痒症属神经精神性皮肤病，是一种皮肤神经官能症疾患。临床上以皮肤瘙痒而无原发皮疹为临床特点，常为阵发性并反复发作，搔抓后可引起抓痕、丘疹、血痂、皮肤肥厚以及苔藓样改变和色素沉着，严重者，因皮肤剧痒，病程迁延数月 或数年，会出现神疲乏力、烦躁不安、失眠等症状。

老年人因皮脂腺功能下降或皮脂腺萎缩导致皮脂分泌不足、皮肤干燥而引起瘙痒，常称老年皮肤瘙痒症。另外临床上皮肤瘙痒还是多种疾病的信号，多见于肝胆疾病、肾脏疾病、糖尿病、恶性肿瘤、血液病等。

老年人的生理有“残阴残阳”的特点，此时五脏六腑的功能日渐衰弱，肾精日益亏虚不能濡养五脏和皮肤，导致皮肤干燥失养。而随着肝肾亏虚，调节全身气机和津液代谢的功能日渐减退，津液输布出现障碍，脏腑和皮肤的滋养减少，久之则阴精不足，日久生风或者气血虚弱而血虚生风，故而出现皮肤瘙痒。亦有临床报道示营卫不和是老年瘙痒症的发病基础，老年性皮肤瘙痒症正是由于内在血失濡养，卫外不固，腠理不密，风寒等外邪侵袭，搏结肌肤，营卫失和，致营阴郁滞，致邪郁肌表外不能发越，内不得疏泄，往来于皮肤之间而发为身痒。治疗上以养血润燥、调和营卫，配以疏风止痒的药物，治疗老年性皮肤瘙痒症多可取得较好临床疗效。伴有系统疾病者，还需积极治疗原发疾病。

第五节 白癜风

白癜风是指以皮肤出现大小不同、形态各异的白斑为主要临床表现的后天性、局限性、色素缺失性皮肤病。皮肤白斑可发生于任何部位、任何年龄，单侧或对称，大小不一，形态各异，多为乳白色或瓷白色，与周围正常皮肤的交界处有测速沉淀圈，边界清楚。

本病为常见的皮肤科慢性病之一，男女皆可发病，可发生与任何年龄、任何部位，暴露及摩擦损伤处多件。目前现代医学尚不明确本病的发病因素，易诊难治。中医上本病多由肝肾不足、气血失和，肌肤失于濡养；或因跌打损伤，络脉瘀阻，毛窍闭塞，肌肤腠理失养导致。

一、中医特色诊断

【望诊】正常面容，甚至清楚，活动自如。皮损部位呈乳白色或瓷白色斑点或斑片，边界清楚，患处毛发亦可变白。舌淡，苔薄白。

【闻诊】无特殊声音，无特殊气味。

【问诊】部分患者有白癜风家族史；少数患者有白斑处外伤史。

【切诊】脉弦细或涩。

【特殊检查】伍德氏灯检查、皮肤 CT 可有助于确诊。微量元素、组织病理学检查可有助于明确发病原因。

【辨证】由于肝气郁结、脾气虚弱、肝肾不足、肺气失调及风邪外侵等因素引起局部皮肤气血失，并导致皮肤出现色素脱失。

二、中医特色治疗

【治疗原则】滋补肝肾，活络消白

【绿色中药】紫铜0.1 g，紫丹参 15 g，紫草 10 g，紫背浮萍 15 g，豨莶草 15 g，紫苏 10 g，紫河车 15 g，核桃仁 10 g，红花 10 g，郁金 10 g，鸡血藤 20 g，路路通 10 g。

【加减用法】有神疲乏力者，加党参、白术益气养血；真阴亏损者，加阿胶；夜寐不安者，加磁石、首乌藤镇静安神等。300 mL 左右开水冲服，每次

1 袋，每日 2 次，饭后温服。

【主方来源】摘自现代皮肤科名家欧阳恒之紫铜消白方。

【中药外治】

1. 将远志肉 12 g、蜜糖 30 g 放入瓷碗内，并用皮纸密封，放在蒸锅内蒸外用，每日搽 2～3 次。

2. 生姜 2 块。用生姜切面摩擦患处，至姜汁擦干，再换一片，连续涂至局部皮肤发热为止。每日 3～5 次。

3. 将蛇床子、土大黄、密陀僧各 30 g，苦参、雄黄、硫黄各 15 g，轻粉 10 g。共研细末，泡入 300 mL 醋中，浸泡 5 日后涂擦患处，每日 2 次。

【绿色药膳】

1. 无花果

1）原料：鲜无花果 3 个，鲜无花果叶 100 g。

2）做法：无花果空腹吃，无花果叶水煎 30 mL，用棉球蘸擦涂白癜风处，同时晒太阳 10～20 分钟。

3）功效：健脾开胃，增加光敏。

2. 硫黄豆腐

1）原料：硫黄 1 g，豆腐 250 g。

2）做法：用硫黄 1 g 研成极细末，掺入豆腐 250 g 中，每晚睡前 1 次吃完。

3）功效：排毒养颜，补充微量元素。

3. 补骨脂酒

1）原料：补骨脂 60 g，黄酒 500 mL。

2）做法：用补骨脂 60 g 泡入黄酒 500 mL 中，浸泡 5～7 日。每日早、晚空腹饮补骨脂酒 15 mL。

3）功效：滋补肝肾，养肤祛白。

4. 归芪甜酒

1）原料：当归、黄芪各 30 g，川红花 10 g，丹参、鸡血藤各 60 g，米酒 1000 mL。

2）做法：将药一同置于空瓶中，再倒入米酒 1000 mL，密封瓶口，浸泡 7～10 日后启封，滤取酒液即可。饮服。每次 15～20 mL，每日 2～3 次。

3）功效：健脾益气，活血通经。

5. 黑芝麻糊

1）原料：黑芝麻 200 g，何首乌 250 g，盐 20 g。

2）做法：将原料置锅中，用文火炒熟，晾凉后，研成细末，然后放碗中，加盐及凉开水适量，调和混匀成糊状即成。佐餐食之。每日 3 次，随量。

3）功效：以色补色，祛白生黑。

6. 桑枣蛋

1）原料：桑寄生 20～30 g，大枣 6～8 枚，鸡蛋 1～2 枚。

2）做法：将物同放锅中，加水适量煎煮之，至水沸后改用文火煎煮，待鸡蛋熟后，取出去壳，把鸡蛋再放入锅内，继续煎煮 5 分钟左右即可。

3）功效：滋补肝肾。

【绿色自然疗法】

1. 火针疗法：取舒适体位，于皮损部位局部皮肤消毒。操作者左手持酒精灯，右手持采用规格为 0.45 mm×40 mm 或 0.3 mm×25 mm 的一次性无菌针灸针，将针尖针体置于火的外焰，针体下 1/3 烧至炽白，迅速点刺皮损部位。

2. 针灸疗法：可选用三阴交、血海、阿是、风池、曲池、合谷、足三里、肾俞、膈俞、阴陵泉、肾俞、膻中等。

3. 梅花针叩刺：适合白癜风稳定期患者使用，在皮损局部用梅花针轻轻叩刺，直至微微出血，可配合外用药涂擦，在白斑周围用较强的刺激，可以刺激黑色素生成。白癜风进展期有同形反应者禁用。

4. 耳针：取穴肺、枕、内分泌、肾上腺相应点，每次选用 2～3 穴，单耳埋针，双耳交替，每周轮换。

5. 刮痧疗法：先将刮痧液（浸泡红花、当归、姜虫、全蝎等药物的植物油熬制而成）轻薄的涂在白斑处的皮肤上，使其均匀的覆盖白斑，又不能流到它处，用右手持刮痧板，使刮痧板与皮肤呈 45°，用适当力量由上往下刮，直至表皮有红色或暗红色痧点出现为止。

6. 拔药罐：先中药和竹罐同煮，（浮萍、桂枝、红花、白蒺藜、当归、鸡血藤）半小时，后取出药罐，借热力迅速拔于白斑处（切记不要烫伤皮肤），留罐 15～20 分钟，连续拔罐 10 次。

7. 艾灸：对准应灸部位，距皮肤 2～3 cm，进行悬灸，使患者局部有温热感而无灼痛，以灸至皮肤变深红或接近患者正常肤色为佳，每穴每次 30 分钟左右，1次/日，若病灶多且散在分布，可先选2～3处白斑处作为阿是穴（靶皮损）治疗。

8. 光照疗法：30%补骨脂酊外用，同时可配合日光照射5～10分钟，或紫外线照射，每日或隔日1次。

9. 自血疗法：皮损范围小者，可用针筒从静脉抽血后，立即注射到白斑皮下，使皮损处出现青紫时止。每周2次，10次为1个疗程。

三、病案举例

张××，男，40岁，初诊日期：2009年2月20日。

1）主诉：头颈上肢白斑3年，有扩大新发皮疹，其余无特殊。

2）专科检查：头发，眉毛部分变白，颈双上肢见大小不规则，色素脱失斑，舌淡，苔薄黄，脉细。

3）西医诊断：白癜风；中医诊断：白驳风。

4）辨证：风湿蕴肤。

5）治法：以色治色。

6）方药：紫铜消白方。紫铜0.1 g，紫丹参15 g，紫草10 g，紫背浮萍15 g，豨莶草15 g，紫苏10 g，紫河车15 g，核桃仁10 g，红花10 g，郁金10 g，鸡血藤20 g，路路通10 g，服用30剂，水煎服，每日1剂，分2次温服；并配合使用复方紫铜消白酊外涂于白斑处。

二诊：遵上述治法3个月后，未见新发红斑，且白斑上有黑豆长出，部分缩小。查肝功能示未见异常。

方药：以紫铜消白方之成药紫铜消白片代替中药继续长期服用，并嘱患者每3个月复查一次肝功能，另以复方卡力孜然酊外擦白斑处，每日2次。

四、编者按

白癜风是一种后天性原发性的皮肤色素脱失症。其特点是损害为局限性色素脱失斑，表面光滑，无鳞屑。初为圆形，可单发，亦可对称发生，自针头到手掌大小，有增大趋势。皮损渐呈不规则形，边缘色重。有时中央有正常皮肤或深色斑点，为色素岛。斑内毛发可变白，重者可损及全身大部分皮肤。白癜风属中医学“白驳风”范畴。本病治疗困难，影响美容。中医学依据其主要症状皮肤突发白斑，无自觉症状的特点，认为主要是局部皮肤气血失和所致。而引起皮肤气血失和的原因则多是肝气郁结、脾气虚弱、肝肾不足、肺气失调及风邪外侵等。白癜风一病，虽不危及生命，但在人身暴露部位尤为颜面或四肢远端部位的白斑，严重地影响人们的外观形象，给人造成严重的心理压抑，这比白斑本身带来的不适要痛苦得多。对此应有着十分的同情心，积极寻找有效的治疗方法，以早日解决患者的忧虑。但该病属慢性病，多类取效方法只能缓缓图之。在医案中列举调和气血、滋益肝肾的紫铜消白方；养肝益肾，祛风通络的消白颗粒剂；温脾助肾的参附消白汤；健脾益气、养血通脉的养血消白丸；以及通窍活血、祛风定志的通窍消白丸等，均为 3 个月 1 个疗程，一般服药 1～2 个疗程。实验研究表明，“紫铜消白方”具有调节患者免疫力，改善微循环，补充必需微量元素，消除体内过多的自由基，增强酪氨酸酶活性的作用，因而能对白癜风的治疗发挥较好的疗效。

“三分治，七分养”，在临床主张重视调摄对疾病的治疗作用。就白癜风的治疗而言，具体表现在两个方面，一曰心理调摄。白癜风的发病，情志因素起着重要作用，因此，对患者提出了“五心”的要求——决心、信心、恒心、耐心、关心，即要有治疗的决心，有治愈的信心，有较长时间用药的恒心，有等待病情好转的耐心，再加上家人的关心。五心齐备，排除患者心理上的阴影，解除患者思想上的负担，有利于疾病的治疗。二曰饮食调摄。“食能排邪而安脏腑，悦情爽志以资气血”。平时宜多吃“黑色食品”，如黑豆、黑米、黑芝麻、核桃肉等；多吃一些富含酪氨酸及矿物质的食物，如牛肉、兔肉、猪肉、动物肝脏等。

对于白癜风的认识，综上名老中医对该病病因病机的认识可总结为：①风湿之邪客于肌表，气血失和，气滞血瘀引起。②跌打损伤，亡血失精等致气血失和。③肝肾不足，肝失疏泄，气血失和，血不荣肤。④情志不遂，七情内伤，肝气郁结，气机不畅，复感风邪，搏于肌肤，气血运行失调。⑤饮食失节伤及脾胃，运化失常不能散精于血。⑥肺气失调，风湿侵入皮肤，以致气血瘀滞。⑦心血亏损，血脉运行不畅。但最直接的病理是“气血失和”。常用的法则有：滋补肝肾，活血化瘀；疏肝理脾，活血祛风；益气活血，调和腠理；补益肺肾等。自拟处方如玄机汤、白癜康、内服消斑丸、七宝祛白丸、白癜风丸等。也有老中医重视成方的应用，在辨证的基础上进行加减而取效，以顾伯华为代表，若见营血不足、血虚生风型，则补益心脾，取归脾汤加减；若见肝郁气滞、气血不和，则疏肝理气，开达郁闭，取小柴胡汤合逍遥散加减；卫外不固，腠理不密，则益气固表合祛风之品，取玉屏风散加味。各老中医在选用药物时，调和气血常用当归、川芎、香附、丹参、郁金、红花、黄芪等；滋补肝肾选何首乌、枸杞子、菟丝子、牛膝、生地黄、补骨脂等；疏肝理气选柴胡、枳实、白蒺藜、桔梗等；祛风药选秦艽、独活、紫背浮萍、苍耳子、白芷、防风等。本病的外用药以调和气血、滋肤散瘀、祛风消白为原则。

第六节　银屑病

银屑病是一种以红斑、丘疹、鳞屑损害为主要表现的慢性复发性炎症性皮肤病；其临床特点是红斑基础上覆盖多层鳞屑，刮去鳞屑后有薄膜及露水珠样出血点，又称薄膜现象和点状出血现象，是本病的特征性皮损。本病病程较长，易反复发作。

根据临床症状不同，可分为寻常型、脓疱型、关节病型、红皮病型；本病具有一定的遗传倾向和季节性发作，多数患者冬重夏轻，也有部分患者则相反。银屑病病程缠绵，常迁延日久，反复发作，不易根治，是皮肤科的常见难治性皮肤病之一。

一、中医特色诊断

【望诊】慢性病容，神志清楚，活动自如。皮损初期为针头大小的丘疹，逐渐扩大成为淡红色丘疹或斑丘疹，融合成片，边界清楚，表面覆盖多层银白色鳞屑，刮除鳞屑则露出发亮的半透明薄膜，为薄膜现象，再刮除薄膜，出现多个筛状出血点，为点状出血现象，为银屑病的特征性皮损。舌红，苔薄黄或少苔或黄腻。

【闻诊】无特殊声音，无特殊气味。

【问诊】部分患者有银屑病家族史，多为自幼发病，少数病例在初发病时有自愈情况，但当反复患咽炎、扁桃体炎或紧张劳累、食腥膻发物、辛辣时再次诱发。

【切诊】脉弦或滑数。

【特殊检查】血常规、红细胞沉降率、细菌培养、组织病理检查可有助于诊断。

【辨证】多因营血亏损，血热内蕴，化燥生风，肌肤失养所致。

二、中医特色治疗

【治疗原则】清热凉血，解毒通络

【绿色中药】淡竹叶 10 g，黄芩 10 g，党参 10 g，栀子 10 g，生石膏 20 g，麦冬 10 g，黄柏 10 g，黄连 10 g，漏芦 15 g，水牛角 30 g，山药 15 g，槐花 10 g，凌霄花 10 g，三七 10 g，甘草 10 g。

【加减用法】风盛者，加白鲜皮、刺蒺藜、乌梢蛇；心烦易怒者，加柴胡、郁金、白芍；血瘀者，加丹参、三棱、赤芍；皮损广泛，斑片鲜红者，去党参，加紫草、西洋参、羚羊角并重用石膏、水牛角；大便秘结者，加大黄。

【主方来源】摘自《伤寒论》之炙甘草汤加减和《内外伤辨惑论》之生麦散加味。

【中药外治】可用黄连膏外擦，每日 1 次；寻常型静止期、消退期皮损可用内服煎剂的药渣煎水，待温洗浴浸泡患处，再以黄连膏外擦，亦可采用中药药浴熏洗疗法。

【绿色药膳】

1. 生槐花粥

1）原料：生槐花、土茯苓各 30 g。

2）做法：将原料放入锅内，加入适量的水烧开半小时。去渣取出汁液，再加入粳米 60 g 煮成粥，放入适量红砂糖调匀便可食用。

3）功效：清热凉血、祛风止痒。

2. 桂枝薏米粥

1）原料：桂枝、牛膝各 9 g，杜仲 18 g，薏苡仁 30 g。

2）做法：将原料放入锅内，加入适量的水烧开半小时。去渣取出汁液加入薏苡仁煮成粥，再加白糖适量调匀，即可食用。

3）功效：清热解毒，活血通络，祛风利湿。

3. 马齿苋粥

1）原料：粳米 50 g，60 g 切碎的新鲜马齿苋。

2）做法：将原料放入沙锅中，加入适量的水煮，至米将熟时，再放入适量红砂糖煮成粥。冷却至温热时便可进食。每日 1～2 次，7～10 日为 1 个疗程。

3）功效：凉血祛风。

4. 蝮蛇酒

1）原料：蝮蛇 1 条，人参 15 g，白酒 1000 mL。

2）做法：将蛇置于净器中，用酒醉死，加入人参，经 7 日后取饮。不拘时频饮随量。

3）功效：本方活血通络，辅助治疗血燥型银屑病。

5. 老茶树根方

1）原料：老茶树根 30～60 g。

2）做法：茶树根切片，加水浓煎。每日 2～3 次，空腹服。

3）功效：本方清热凉血，适用于银屑病进行期。

6. 玉竹百合粥

1）原料：生石膏 18 g，玉竹、百合各 15 g，大米 60 g，盐适量。

2）做法：先将生石膏、玉竹加水 3 碗煎至 2 碗，再加百合、大米煮成粥，盐调味服食，每日 1 剂，连服 8～10 剂。

3）功效：本方养血润肤、活血通络，适用于银屑病静止期，皮疹日久。

7. 车前蚕沙粥

1）原料：薏苡仁 30 g，车前子 15 g（布包），蚕沙 9 g（布包），白糖适量。

2）做法：把车前子与蚕沙加水 5 碗煎成 3 碗，再加入薏苡仁煮成稀粥，用白糖调服。每日 1 剂，连服 8～10 剂。

3）功效：本方清热凉血，辅助治疗血热型银屑病。

【绿色自然疗法】

1. 特色针灸疗法：取大椎、肺俞、曲池、合谷、血海、三阴交等穴；发于头面部者加风池、迎香；发于下肢加足三里、丰隆。中等强度刺激，留针半小时，每日 1 次，10 次为 1 个疗程，症状好转后改为隔日 1 次。

2. 耳针：取穴肺、神门、内分泌、心、大肠穴等，耳穴埋针或压豆。

3. 灸法：取穴：心俞、内关、神门、巨阙。每日 1～2 次，每穴艾条悬灸 10～15 分钟，10 次为 1 个疗程。

4. 饮食宜清淡，避免食用辛辣刺激食物，以免加重病情，平素注意适量运动，增强体质，有助于控制病情。

三、病案举例

黎××，男，33岁，初诊日期：2010年8月2日。

1）主诉：全身起鳞屑性红斑反复7年，加重1月。

2）现病史：患者诉7年前开始，无明显诱因下肢出现红斑，上有白色鳞屑，后逐渐蔓延至躯干，融合成斑片，自觉瘙痒，口干，大便结。

3）体格检查：躯干、四肢、肥厚性暗红色斑片，上覆银白色鳞屑，粗糙，舌质红，少苔，脉弦细。

4）西医诊断：银屑病；中医诊断：白疕。

5）辨证：血热伤阴证。

6）治法：益气养阴，凉血解毒。

7）处方：竹黄汤，药用党参15 g，淡竹叶10 g，黄连6 g，黄芩10 g，黄柏10 g，栀子10 g，麦冬30 g，生石膏30 g（先煎），三七3 g（兑服），大青叶15 g，甘草6 g，生地黄30 g，牡丹皮10 g，土茯苓30 g。共7剂，水煎服，每日1剂，分早、晚2次温服。

二诊：2010年8月9日，患者皮疹较前明显好转，瘙痒减轻，效不更方，守原方14付

三诊：2010年8月23日，全身皮肤鳞屑减少，红斑呈淡红色，外观状如牛皮患者自觉微痒，消疲，纳可，二便调。辨血虚风燥证，治以滋阴养血润燥，方以养血润燥汤加味。药用生地黄30 g，熟地黄30 g，天冬15 g，麦冬15 g，何首乌15 g，丹参15 g，牡丹皮10 g，鸡血藤10 g，土茯苓10 g，薏苡仁30 g，首乌藤15 g，菟丝子10 g，共10剂以善后。

四、编者按

银屑病的发病是由先天禀赋不足，腠理疏松，毒邪入侵，导致气血失衡，毒邪内蕴发于肌表；阳气闭郁蕴而化热，热盛生风化燥化毒，阻于肌表而生；病久则气血被大量耗伤，血虚生风肌肤失养；营卫失和，气滞血瘀，以致瘀毒流连肌表而发病。本病亦与“毒”密切相关。在治疗中不仅注意“解毒”，而且还需给“毒”以出路。治疗上以益气养阴，凉血解毒为主，后期阴血亏虚，肌肤失养，治以滋阴养血润燥。

另外由于银屑病极度的瘙痒并且皮疹严重影响患者的美观，给患者造成一定的心理压力，承受能力较差的患者容易产生抑郁、自卑的情绪，对此类患者应给予相应的鼓励和开导，并且在治疗的后期阶段中加入适量的疏肝解郁、安神定志作用的中药，有助于改善患者的情绪，提高患者的生活质量，加快疾病的康复。

第十章 其他疾病

第一节 老年性眩晕

老年性眩晕是一个病证，而不是一个病名。眩是指眼花，晕是指头旋转、头晕，轻者闭目则止，重者如坐舟车中，旋转不定，以致不能站立，严重者，可伴恶心、呕吐、出汗，甚至昏倒，但神志清楚。

老年性眩晕非常多见，与老年体弱多病有着非常密切关系，可发生在气虚、血虚、肾虚、阳亢、痰湿、瘀血等其他疾病当中，其主要原因不外乎有气、血、风、火、虚、痰、瘀使脏腑功能失职，阴阳失调，周围神经、中枢神经功能障碍而发生本病证，临床上多以气血亏虚、肝肾亏损、风邪上扰、痰浊阻络为多见。

一、中医特色诊断

【望诊】无精神，闭目，多由他人搀扶或坐轮椅而来；急性病容或有出汗、恶心、面色苍白，舌质淡、苔淡白、边有齿印，或舌红少苔，或舌苔厚腻。

【闻诊】语声低微，似有气无力，有汗味，或呻吟声。

【问诊】有眩晕病史，头晕目眩，天昏地暗、恶心、欲吐、出汗，随体位改变可加重，全身无力，有腰酸腿软，曾出现过昏倒，但神清，饮食不多，二便正常。

【切诊】脉沉细或细涩，或细弱，皮肤湿而不温。

【特殊检查】测血压、心电图、CT 查脑、颈部，可帮助诊断。

【辨证】辨为气虚血瘀，或肝肾亏损，络脉失养。

二、中医特色治疗

【治疗原则】益气化瘀止眩，或滋补肝肾，通络止眩。

【绿色中药】熟地黄 15 g，山药 10 g，山茱萸 15 g，茯苓 10～15 g，牡丹皮 6～10 g，泽泻 10～ 30 g，枸杞子 10～15 g，菊花 10 g，丹参 10～30 g，磁石 30 g（先煎），川芎 6～10 g。

【加减用法】气血两虚者，加党参、当归；血压高者，加钩藤、牛膝；血压低者，加黄精、黄芪；痰湿者，加天麻 15 g、白术 30 g。同时去熟地黄、枸杞子；夹瘀血者，加丹参 30 g、山楂 15～30 g、红花 3～6 g。300 mL 左右开水冲服，每次 1 袋，每日 2 次，饭后温服。

【主方来源】摘自《医极》之“杞菊地黄丸”加减组成。

【绿色药膳】

1. 夏枯草煲猪肉

1）原料：夏枯草 20 g，瘦猪肉 50 g，酱油、糖、醋各适量。

2）做法：将猪肉切薄片，与夏枯草同入锅中，加水适量，用文火煲汤。加入酱油、糖、醋等调料。可作为中、晚餐菜肴食用。

3）功效：育阴潜阳，平肝息风。

2. 天麻猪脑羹

1）原料：猪脑 1 个，天麻 10 g，食盐少许。

2）做法：将猪脑、天麻加水用文火炖 1 小时，熬成稠厚羹汤，除去药渣，加入食盐调匀，一日内分顿连猪脑带汤同食。

3）功效：平肝息风、补精益髓。

【绿色自然疗法】

1. 特色针灸：人迎、足三里（双）、听宫（双）、至阴（双）、涌泉、中渚（双）、肩井（双）、行间（双）、太冲（双）、神庭（双）。手法：虚症以平补为主，实症以平泻为主，先按后针。

2. 梅花针：大椎穴局部消毒，以七星针轻轻叩刺穴位皮肤 2 分钟，使其潮红或微出血为度，隔日 1 次，7 次为 1 个疗程。有高血压史者配合艾灸关元穴 15 分钟，每日 1 次。精神萎靡多眠配合百会穴叩刺至微出血，隔日 1 次。

3. 药线点灸：取穴百会、头维、风池、攒竹、内关、三阴交、足三里、气海、下关元。呕吐剧烈加天突；胸闷甚者加膻中；心烦者加中冲；头痛者加太阳、阳白；睡眠欠佳者加神门。采用壮医药线点灸疗法，每日点灸 2 次，间隔 20 分钟。

4. 穴位疗法：取穴内关、太阳、丰隆、大椎、涌泉、命门、三阴交、曲池。虚证选当归、白芍、枣皮、牛膝、川芎、天麻、白薇、补骨脂。实证选天竺黄、防风、细辛、石菖蒲、桑白皮、牛膝、天麻、白芷、石决明。将相应中药研细末，用姜汁或竹沥水、醋等调制成绿豆大小颗粒，置于胶布或创口贴中间，贴在穴位上，使穴位有胀感或痒感，隔日换药 1 次。

5. 药浴疗法：磁石、石决明、党参、黄芪、当归、桑枝、枳壳、蔓荆子、白蒺藜、白芍、炒杜仲、牛膝、乌药各 6 g，独活 18 g。将上药水煎取汁 1500 mL，待水温为 40 ℃～50 ℃时，浸泡双足。浸泡一阵后，逐渐加水至踝关节以上，保持水温在 40 ℃～50 ℃，两脚不停地相互搓动。足浴时间 30 分钟左右，每日 1 次，10 日为 1 个疗程。

6. 高电位治疗仪：可以改善血液循环，对血管有双向调节作用；脑部的血液循环得到改善，可以调节血压、血脂、血糖，对老年患者有治疗和保健作用。

7. 发作时不宜运动，缓解后找出原因对症锻炼很有必要，如慢步、快步、广播操、太极拳、八段锦、音乐，根据爱好选用。

8. 做到饮食均衡，保证每日所需要的蛋白质，如精肉、鱼、蛋、豆制品、新鲜蔬菜、水果、牛奶、黑木耳、黑芝麻、洋葱、大蒜、芹菜、天麻、枸杞子、菊花、灵芝孢子粉胶囊等。

三、病案举例

徐××，男，79 岁；初诊日期：2014 年 9 月，头晕目眩，反复多年。外院检查有高血压、冠心病病史。

昨日出现头晕目眩、恶心欲吐、出冷汗、心悸、站立不稳、腰膝酸软、神疲乏力、二便正常、舌质暗淡、苔少、脉沉细无力。测血压 136/79 mmHg，心电图：心肌缺血，CT 检查：脑缺血，动脉硬化。该患者年高体弱，多种慢性疾病致气虚眩晕，日久脏腑功能失调，肝肾亏虚出现头晕目眩，所以投用党参 20 g、黄芪 20 g、麦冬 10 g、附片 3 g、白术 10 g、茯苓 10 g、炙甘草 5 g、天麻 10 g、法半夏 10 g，先补脾胃之气，后再以熟地黄 12 g、山药 10 g、山茱萸 12 g、茯苓 12 g、牡丹皮 6 g、泽泻 20 g、丹参 20 g、枸杞子

15 g、菊花 10 g、川芎 6 g、天麻 12 g、磁石 15～30 g（先煎），滋补肝肾为主，配合加续断治疗，15 日后病情得到缓解，原方巩固 10 日，眩晕、心悸、腰膝酸软等症基本平稳，并嘱以三七 3 g、蜂蜜 3 g 长期服用，以改善脑部循环，减少脑部耗氧、溶化血栓，或预防血栓再度形成。

四、编者按

老年性眩晕发病率很高。其原因一是老年体弱多病；二是引起老年性眩晕的病种也多，如高血压、低血压、高脂血症、冠心病、脑动脉硬化、椎动脉供血不足等，这些病在发生过程中都有眩晕的表现。中医认为主要病机是气虚，即元气不足，加之脾胃功能减退，进食少，不能化生水谷之气。李东垣曰："脾胃之气既伤，元气亦不能充，而诸病之由生也。"说明气虚是导致许多疾病的一个重要因素，所以在病发生后，笔者投四君子汤加味来补脾胃之气，由此气化生为元气，元气一足，其他病可治；《内经》曰"上气不足，髓海不足"，张景岳曰"无虚不作眩，当以治虚为主"。老年人的病理特点：尤以肾虚为先，肾主髓，脑为髓之海，髓海不足，不能充养脑，则脑失荣、失养，肝肾同源，则肝肾同病，致肝肾亏虚；老年久病正虚，血运无力，久虚多瘀，瘀血阻络，脑腑失养，皆可发为眩晕。所以笔者用补气为先，仿前人经验，用熟地黄滋阴补肾，益精髓而生血；山药健脾益肾；山茱萸温补肝肾，取先天生精血，后天养先天；枸杞子配菊花，补益肝肾，配牡丹皮、清肝明目、兼脑；伍丹参活血化瘀通血脉，扩张外周血管，改善血液黏度，促使血液循环，对脑供血供氧，达到止眩目的；配磁石黑色入肾，益肾阴潜肾阳，更有补肾益精之功；川芎活血行气，为血中之气药，据现代医学研究，川芎嗪可扩张脑血管、降低血管阻力，增加脑血流量，改善脑部循环，供血供氧，改善眩晕；天麻平肝息风，抑肝阳、降低外周血管、脑血管阻力，《本草纲目》曰"主诸风痹，久服益气，轻身长年"，是治眩晕之良药也。笔者喜用曲克芦丁，对多种眩晕都有明显的治疗作用，主要是扩张血管，改善脑部供血供氧，具有止眩的功效。若伴有痰湿引起的眩晕，则主要调理脾胃，以陈夏六君子汤加山药、砂仁，即可药到病除。

另外，常用西洋参、天麻、三七等以 3∶2∶2 的比例打成粉，每日 1 汤匙，白开水冲服，或蜂蜜伴粥，或黄酒冲服均可，起益气化瘀的作用，对心脑血管、保健抗衰老都有很好的作用。

第二节　眩晕

突然眩晕，天眩地转，体位改变后会加重，伴有耳鸣，恶心呕吐，面色苍白出汗，甚至血压下降，眼球震颤等为诊断指标，西医称为迷路水肿之梅尼埃病，又称内耳性眩晕，治以健脾利湿，祛风化痰，拟方取天麻 20 g、白术 15 g、泽泻 20 g～30 g、半夏 10 g、丹参 20～30 g。古人曰“无风不作眩”“无痰不作眩”，以治痰为先，这是由于肥甘厚味伤及胃，工作压力劳倦伤及脾，脾胃受损，运化失司，水谷不能化生精微物质，供养五脏六腑，脾喜燥恶湿，湿不化聚湿生痰，痰气交阻，致清阳不升，浊阴不降，引起眩晕发为本病，故取天麻平肝息风止眩，白术健脾燥湿化痰，切黏生痰之源，泽泻清热利湿，白术增强健脾得水湿，补土气以制水气，水湿不生，则痰湿化，半夏燥湿化痰止呕，丹参祛瘀生新，据现代医学研究，能改善血液循环，有利于消除耳内迷路水肿，以平衡阴阳，病皆痊愈。

第三节　老年人顽固性失眠

老年性失眠，中医古籍中称为“不得卧”“不得眠”。“不得眠”是老年顽固性失眠的证候之一，有难以入睡，有入睡易醒，有醒后不再入睡，有的甚至彻夜不能入睡等症状，在老年人中最为常见，大约 2/3 的老年人有轻重不一的失眠。这是因老年人随年龄的增长，生理特点的改变，阴阳二气由强到弱，在不断地衰减，影响气血运行，导致脏腑功能失调，脑失所养，再受心理因素、家庭环境、疾病等因素的诱发，使绝大多数老年人出现不同程度的晚上睡不好，白天总想睡，“寐本乎阴，神其主也”。晚上属阴，白天属阳，阴阳失调，阳不入阴，则夜寐难安。

一、中医特色诊断

【望诊】老年患者，精神萎靡不振，气色憔悴，舌淡红、苔薄。

【闻诊】未闻及特殊气味。

【问诊】长期难以入睡，易醒多梦、健忘，心烦易燥，咽干，口干，时有头晕、头痛，无力，白天精神差，想睡又睡不着，饮食不香，大便尚可，小便每晚 3~4 次。

【切诊】脉细数。

【辨证】辨为气阴两虚，夹虚火上炎，干扰神明

二、中医特色治疗

【治疗原则】益气养阴，滋阴降火，重镇安神。

【绿色中药】酸枣仁 15~30 g，茯苓 12 g，知母 10 g，川芎 6 g，黄连 3~6 g，肉桂 3~5 g，人参 3~5 g，磁石 30 g，甘草 3 g。

【加减用法】300 mL 左右开水冲服，每次 1 袋，每日 2 次，饭后温服。

【主方来源】摘自《金匮要略》之“酸枣仁汤”和《韩氏医通》之“交泰丸”合方加味。

【绿色药膳】

1. 安神梨甑

1）原料：雪梨 2 个，炒酸枣仁 10 g，冰糖 15 g。

2）做法：雪梨洗净，在靠近蒂把处用刀切下，将核挖出来，拓宽四周，即成“梨甑”，分别把酸枣仁、冰糖装入“甑”中，将切下的梨蒂盖合，竹签插入使之牢固，平放在碗中，蒸熟为度，尽食之。

3）功效：滋阴养液，养心安神。

2. 枣竹养心粥

1）原料：酸枣仁 20 g，玉竹 20 g，灯心草 6 g，糯米 200 g。

2）做法：先将酸枣仁、玉竹、灯心草用清洁纱布包扎，放入锅中，与糯米同煮成粥，捞出纱布包，即可食粥。

3）功效：滋阴清火，安神镇静。

4）加减运用：心脾血虚者服食龙眼莲子羹、龙眼枣仁饮、茯苓糕以补益心脾，养血安神。心虚胆怯者梦多，胆怯惊恐而醒，进食猪心夹砂肉、人参桂圆醴等益气镇惊、宁神益智的食物。血虚肝郁者多胸胁胀闷不舒、烦闷，多梦易惊醒，多食用养血安神、疏肝理气的食物，如阿胶佛手羹、桑椹茉莉饮、龙眼薄荷茶。

【绿色自然疗法】

1. 特色针灸：足三里（双）、大椎、翳风（双）、内关（双）、神门（双）、三阴交（双）、心俞（双）、百会，实症以泻法，虚症以补法，或虚实夹杂，以平补平泻，或先泻后补；再按脘腹、抹眼球、涌穴。

2. 灸法：取穴神门、心俞、足三里、太溪、百会、肾俞。每日灸 1 次，每次每穴艾条悬灸 15 分钟，10～15 次为 1 个疗程，在睡眠前灸治效果较好。

3. 刮痧：取穴百会、太阳、天柱、颈侧至肩井一带，膏肓、神堂、志室、内关、神门、三阴交、太溪。心脾亏虚者加心俞、脾俞；心肾不交者加心俞、肾俞；脾胃不和者加中脘、足三里；肝火上扰者加行间、太冲。

4. 穴位外敷：方 1，取朱砂 3～5 g，用白布一块。涂浆糊少许，将朱砂细末均匀黏附于上，然后外敷涌泉穴，胶布固定。用药之前先以热水把脚洗净，睡前贴敷。适用于阴虚火旺引起的失眠。方 2，磁朱胶连膏：磁石 30 g，朱茯神 15 g，黄连、阿胶各 10 g。将磁石、朱茯神先煎取汁，再加黄连稍煮后去渣取汁，阿胶烊化，混匀，睡前趁热摊贴于胸前，每次 20 分钟，每晚 1 次擦净入寐。

5. 熏洗疗法：枣仁交藤丹参方，酸枣仁 30 g，首乌藤 20 g，合欢皮 20 g，丹参 30 g，生甘草 20 g。水煎取液，浸浴。黄连菊花交藤方，黄连 10 g，磁石 30 g，菊花 15 g，首乌藤 12 g，龙齿 30 g。每晚睡前煎取药液足浴 15～20 分钟。

6. 脐疗法：石菖蒲 6 g，郁金 5 g，枳实 6 g，沉香 6 g，朱砂 2 g，琥珀 2 g，炒酸枣仁 6 g。上方共研细末，混匀备用。每次取药药末填敷脐中，然后滴生姜汁适量，外盖纱布，胶布固定。24 小时换药 1 次，1 周为 1 个疗程。主治各种原因引起的顽固性失眠。

7. 足浴方：吴茱萸 20 g，米醋适量。将吴茱萸煎汤取汁，放入盆中，再将米醋对其中，浸泡双足。每次 30 分钟，每日 1 次。

8. 高电位治疗仪：通过高电位的正负相位变化激活生物场，可以起到疏通经络、活化细胞、调节自主神经，达到镇静安神的作用。据体检中心不完全统计，高电位治疗仪对改善睡眠有效率可达到 90%。

9. 日常调养：到森林、河边、海岸边散步，打太极拳、听音乐、泡脚、练静气功等都可以使人安静，容易入睡。根据各人情况选择 1～2 种，睡前不能兴奋，不能剧烈运动，不能有过激情绪，不能过饱、过油、过辣食物，尽量不再吃东西。9 点钟喝半杯水，即酸枣仁 30 g、首乌藤 30 g、合欢皮30 g、三七 3 g（兑服），熬成的药水，有镇静安神作用。10 点上床睡觉，或气功练大周天、小周天静功，坚持一段时间，可解决入睡难的问题。

10. 饮食调养：不宜吃有上火的食物，饮食宜清淡，选动物内脏、肉类、奶类、蛋类，但不能过多，小米、大米、玉米、小麦、麦麸、米糠也应适量，常食百合、胡萝卜、白菜、黄花菜、莲子、葡萄、芝麻、香菇、花生，等等。

三、病案举例

侯××，女，77 岁，初诊日期：2012 年 4 月，失眠、多梦、易醒、记忆力减退、心情忧郁不乐，反复 10 余年，自从老伴走后，心中烦闷不乐，时而失眠多梦、心烦心悸、头晕、神疲乏力、口干咽燥，服过中西药，不见明显好转，特来我处，查其舌尖红、舌后半部干燥有裂纹，苔干少津，脉细数而弱，辨为气阴两虚，虚火上炎，扰动心神不安之老年抑郁症，相似中医之“不寐”“郁证”“健忘”。取人参 6 g（兑服）、酸枣仁 10～30 g、茯苓 10 g、川芎 6 g、知母 6 g、黄连 5 g、肉桂 4 g（兑服）、合欢皮 15～20 g、磁石 30（先煎）、甘草 3 g，服用 7 剂，水煎服，每日 1 剂，分早、晚 2 次温服；并嘱配合绿色自然调养，7 日后告知好了很多，能睡上 3 小时左右，精神也改善了，要求再服中药，效不更方，因下肢关节疼痛，原方加首乌藤、忍冬藤、威灵仙之类，以巩固疗效。

四、编者按

老年顽固性失眠，与中医的“不寐”相似。徐东皋所说：“有因肾水不足，真阴不升，而心火独亢，不得眠者。”《金匮要略》曰：“虚烦不得眠。”张景岳曰：“神安则寐，神不安则不寐。”其所不安者，夜为阴，昼为阳。老年患者，脑部神经细胞减少，脏腑功能失调，自主神经失控，阴阳失去平衡，气血日衰，形成阴虚阳亢，阳亢便是火，火扰神明，致不安静入睡；久病体弱之人，肾阴耗伤，不能上承于心，水不济火，也致心神不安，睡眠功能障碍，夜不寐是也。所以笔者取人参大补元气。根据现代医学研究，人参可以兴奋、抑制高级中枢神经活动，常因机体状态不同而呈双向安神益脑作用；酸枣仁补肝肾益阴，养心安神，有明显的镇静安神作用；茯苓守心，助酸枣仁安神之功，配磁石，入心经，能镇惊安神，其味入肾，又有益肾之功，能清心肝之火，顾卫真阴，镇摄浮阳，安定神志；黄连、知母清热泻火，滋肾阴降火，润燥以除心烦，佐肉桂引火归原；交通心肾，调节阴阳；川芎行气，加丹参活血化瘀，入血归心，调和气血，又能清心火，除血热，安神志；合欢皮能有效地抑制早醒复睡，对抑郁症不寐有很好的促进睡眠作用。吾常用珍珠粉、丹参粉（等量比例）取适量，每日晚上贴敷肚脐，其镇心安神尤妙，可抗衰老，还可按摩睛明、太阳、风池穴以缓解头部紧张，帮助促进睡眠。

第四节　中老年人耳聋

中老年人耳聋是指不同程度的听力减退，甚至听觉功能丧失，不能闻及外界声音而全聋。可由耳鸣慢慢发展而来，《医学入门》曰“耳鸣乃是耳聋之渐也”，也可由各种热病、药物、毒素突然损害听神经，出现耳聋，耳鸣与耳聋一般同时存在，其发生原因多与肝肾有关，尤其老年人，与肾关系非常密切，因老年人脏腑功能衰退，肾先衰，精亏失养，脑窍失荣，听神经功能障碍，以致失职出现耳聋。

一、中医特殊诊断

【望诊】老年患者，慢性病容，面色少泽，舌质偏红，或淡暗，苔少，或薄白。

【闻诊】未闻及特殊气味。

【问诊】一侧耳或双侧耳听力减退，或重声，或基本听不清楚，或大声叫，也可能模糊不清，或根本听不到，无力，或头晕、耳鸣，腰膝酸软，记忆力减退，心烦、失眠、小便清长。

【切诊】脉细数，或细而无力。

【特殊检查】听力测定，气传导和骨传导可帮助诊断，骨膜是否完整，CT 检查。

【辨证】可辨证为肝肾亏损，或气虚血瘀，或痰浊阻窍。

二、中医特色治疗方法

【治疗原则】补益肝肾、滋阴降火，化瘀通络。

【绿色中药】熟地黄 15～20 g，山茱萸 10～15 g，山药 10 g，茯苓 10 g，泽泻 10 g，牡丹皮 6～10 g，知母 10 g，黄柏 6～10 g，丹参 15～30 g，磁石 15～30 g，牛膝 10 g，蝉蜕 6 g。

【加减用法】肝气郁结者，加柴胡、香附、川芎条达气机。300 mL 左右开水冲服，每次 1 袋，每日 2 次，饭后温服。

【主方来源】摘自《医方考》之“知柏地黄丸”加味。

【绿色药膳】

1. 丹参黄精茶

1）原料：绿茶 5 g，丹参 10 g，黄精 10 g。

2）做法：将绿茶、丹参、黄精共研粗末，冲入 300 mL 沸水，加盖焖 10 分钟即成。每日 1 剂，分 3～4 次服。

3）功效：祛瘀降火、解郁通窍。

2. 三七煲鸡

1）原料：三七 15 g，乌鸡 90 g，生姜 5 片，蜜枣 3 枚。

2）做法：将三七、乌鸡、生姜、蜜枣加清水 2000 mL，文火煲至200 mL 即成。每日 1 剂。

3）功效：益气行气、活血补血。

【绿色自然疗法】

1. 特色针灸疗法：列缺（双）、合谷（双）、听官（双）、下关（双）、中渚（双）翳风（双）、耳门（双）关冲（双）。先按后针，手法以补为主。

2. 高电位治疗仪治疗，可以调整自主神经紊乱，使之恢复正常；还可提高免疫力。

3. 全身运动，可自行选择，再配合局部搓耳法，即用自己的双手示指和中指分开，夹住耳根用力上下搓 8～16 次；再用双手手掌分别压在耳朵上，向前和向后来回搓 8～16 次；又以双手大拇指捏住耳垂、沿耳郭周围徐徐向外搓拉 8～16 次；最后再以双手掌前后搓耳郭 50 次；笔者坚持在听官穴位上用示指或中指点压此穴 100 次以上，每日 1～2 次，现耳聪目明。或用双手掌分别置于耳郭上，作一紧一松，叫鸣天鼓。上述几种方法可每日 1～2 次。都是刺激耳周穴位，疏通经络，促进血液循环，增加听力，坚持锻炼会起到很好的作用。

4. 坚持良好的生活规律，心情舒畅，不宜过油腻食物，不宜挖耳朵，不宜动气恼怒，不宜有刺激性食物，推荐两种妙方：真细辛、黄蜡各适量，先将细辛研细末，溶黄蜡为丸，如黄豆大，用绵包好 1 丸入耳内，每日 1 次；或民间单方，用猪肾 1 对，去膜切片，粳米 30 g、葱白 2 根、薤白 7 枚、人参 1 g、防风 0.3 g，共研为末，同粥煮食即可，专治老人耳聋。或用黑木耳 30 g、猪精肉 100 g、生姜 3 片，加水适量，文火炖煮 30 分钟，以补肾纳气。

5. 石榴皮 50 g，黄柏 15 g。水煎 2 次，合并煎液，浓缩至 150 mL，滴耳，每次数滴，5 分钟 1 次（反复 3～5 次），每日 2 次。

6. 小珍珠 2 粒，生半夏粉 3 g。以米汤调如黄豆大，用丝绵裹好塞耳内，每日 2 次。

三、病案举例

江××，女，65 岁，初诊日期：2012 年 10 月。两耳听力明显减退，小声根本听不到，不能接听电话，曾服过益气聪明汤丸、耳聋左慈丸 1 年以上，未能好转，伴有腰膝酸软，心烦失眠，记忆力减退，舌淡红，少苔，脉细数，血压 140/90 mmHg，听力测试：气传导、骨传导同时伴随下降，呈神经耳聋性曲线，投熟地黄 15 g、山茱萸 15 g、山药 10 g、茯苓 30 g、泽泻 10 g、知母 10 g、牡丹皮 6 g、黄柏 6 g、丹参 15 g、牛膝 10 g、蝉蜕 6 g、磁石 30 g（先煎），以及柴胡 6 g、香附 10 g、川芎 10 g，配合绿色自然调养，前后服药 30 余剂，能听见电话铃声，再嘱患者取健肾壮腰食补法及鸣天鼓以巩固。

四、编者按

《内经》曰：“年五十，体重，耳目不聪也；年六十，阴痿气大衰，九窍不利。”因此，人进入老年期后，机体的多项生理功能都在不断地衰减，耳聋与肝脾肾关系密切，特别是肾，肾主骨生髓，上通于脑、开窍于耳，听力乃肾气所充，年老则肾虚精亏，无以上充养脑，脑脉耳络失养而出现耳鸣耳聋，腰膝酸软无力，所以笔者取六味地黄汤滋养肾精为主，佐知母、黄柏滋肾，泻肾火；牛膝补肝肾；丹参活血化瘀，改善脑络，耳窍局部微循环，提供精血供养，有利于通窍；磁石入肝、肾二经，能补益肝肾、聪耳明目之功，与熟地黄、山茱萸、山药为滋肾之佳品；蝉蜕疏通肝经风热，与磁石配伍，平肝潜阳降火，再与牛膝共镇潜滋阴，引火下行，对耳鸣、耳聋治疗效果甚好；气为百病之因，该病案出现气郁时，则耳聋加重，再佐柴胡、香附、川芎之类疏其气血，令其条达，乃至平和，从而改善耳聋诸症。

下篇

亚健康和慢性疾病人群的
一些绿色自然调养方法

随社会经济的飞跃发展，亚健康和老龄社会的老年人日益增多，慢性疾病也成倍增加，这给这些人群的身体健康带来很多困扰，为了减少各种慢性疾病的发生、延缓衰老、延长寿命，除积极治疗外，还必须积极预防，因此，要把预防摆在首位。这里虽然只针对慢性疾病人群的特殊生理因素——“五脏皆虚”来介绍一些简单易行的有效方法，供慢性疾病人群对照选用，但也适合亚健康人群防病、保健或养生。

一、最常见的辨证分型及预防措施

（一）气虚证型

1. 临床表现：容易疲劳，容易出汗，容易感冒，容易患各种疾病，表现为少气懒言、不爱活动、精神不振、语言低微，甚至心悸怔忡、头晕耳鸣、食少尿清、内脏下垂，如胃下垂、脱肛、肾、子宫下垂……

2. 推荐饮食：选用健脾益气的食物，如大米、黄豆、白扁豆、香菇、大枣、山药、龙眼、蜂蜜、鸡肉、精肉、鱼，少吃槟榔、生萝卜、芫荽、空心菜等耗气之品及生冷食品，以免造成气血不畅。也可用鹌鹑肉、猪肉洗净切块与西洋参、山药、大枣之类药物同放锅内，放清水适量，武火煮沸，改小火煮 1.5 小时，放少许食盐即成。具有补五脏、益中气的功效，每周 2～3 次。

3. 推荐运动：常按摩足三里（位于外膝眼下四横指、胫骨边缘）。关元（脐下四横指，腹正中），具有健脾益气之功效。

4. 推荐绿色中药：中药如人参、西洋参、党参、白术、黄芪、黄精、山药、大枣等。中成药如：独参汤、玉屏风散、补中益气汤（丸）、灵芝系列之类。

（二）血虚证型

1. 临床表现：面色苍白，唇舌瓜甲色淡无华，头晕目眩，心悸怔忡，气微而短，神疲乏力，或手脚麻木。

2. 推荐饮食：选用健脾生血的食物，如黑大豆、大枣、蛋黄汁、番茄、红糖、各种动物的血、猪肝，补血单方：鸡蛋 2 个，取鸡蛋打散，水煮开后，加食盐少许，每日饮服 2 次，有滋阴补血的作用，特别是对缺铁性贫血效佳。

3. 推荐运动：各种有氧运动，根据自己的体力而行，大步走为好，或以上午 9～11 点按摩血海穴，晚上 9～11 点按摩三阴交穴，此时为脾经所过，具有健脾补血，舒肝补肾的功效。

4. 推荐绿色中成药：常用补血药有当归、熟地黄、何首乌、白芍、阿胶、桑椹、龙眼肉等，常用补血中成药有归脾丸、阿胶膏、当归补血膏之类。

（三）阴虚证型

1. 临床表现：手足心热、两颧潮红、眼睛干涩、口干咽燥、口渴欲饮、皮肤干燥，或便秘难解。

2. 推荐饮食：滋阴的食物，如猪瘦肉、鸭肉、甲鱼、绿豆、冬瓜等，少干燥及辛辣上火之品；或灵芝饮，其具体做法：灵芝、水或酒各适量。若酒浸，先把灵芝切片浸入米酒中，20 日后服用，每次 1 小杯，每日 2 次；若水煎，取灵芝 3～5 g；若吞服，将灵芝干燥后研为粉末，或破壁，每次 2～6 g；或灵芝孢子系列等。具有补脾肺、养肝肾、宁心神、强身体。用于老年体弱、虚劳咳嗽、心悸失眠、消化不良、饮食减少、头晕耳鸣、腰膝酸软诸症。

3. 推荐运动：自选运动方式，以适应自身体力为宜。

4. 推荐绿色中药：滋阴药物如沙参、麦冬、玄参、石斛、玉竹、百合、枸杞子、女贞子、墨旱莲、龟甲、鳖甲。中成药如六味地黄丸、杞菊地黄丸等。

（四）阳虚证型

1. 临床表现：怯寒，四肢不温，倦怠，少气懒言，不能吃冷食，便溏，腰膝酸软，怕冷。

2. 推荐饮食：选用温补脾肾之物为主，如羊肉、狗肉、韭菜、生姜之类，少进凉茶、西瓜饮之类；或当归生姜羊肉汤，当归 20 g、生姜 30 g、羊肉 500 g。做法：当归、生姜洗净沙泥，切片备用，羊肉去筋膜，放水锅中略烫，除去血水捞出，切片备用。将上 3 味入锅中加清水、料酒、食盐，旺火煮沸后去浮沫，再改小火炖至羊肉熟烂即可，一日三餐，也可多吃生姜 10～20 g，有温中补虚、祛寒邪之功效。

3. 推荐运动：①按摩足三里（双）、气海（双）、涌泉（双），每次 3～5 分钟，每日 1～2 次。②全身敲打法，用木棒或按摩棍打至全身温暖、发热为止，每日 1 次，或督脉艾灸以温阳、散寒，提高免疫力。

4. 推荐绿色中药：温阳药有鹿茸、海狗肾、蛤蚧、冬虫夏草、巴戟天、淫羊藿、仙茅、肉苁蓉、补骨脂、核桃仁、韭菜子等，或枸杞子适量泡水代茶，用于下焦虚寒者。中成药有玉屏风散，用于易感冒的人（阳气皆虚者）；理中丸、或附子理中丸、全鹿丸之类。

（五）气虚血瘀证型

1. 临床表现：疲倦乏力，自汗气短，心悸，健忘，头晕，畏寒肢冷，流泪，多涕，多尿，尿后余沥及皮肤色素沉着，粗糙，老年斑，巩膜混浊等。

2. 推荐饮食：宜选清淡饮食，如黑木耳、香菇、豆类、青菜、笋、瘦肉、韭菜、大蒜、胡萝卜，忌生冷，以免造成气血运行不畅。或人参木耳汤，由人参或西洋参 3～6 g、黑木耳 5 g、三七 3 g 打粉、瘦肉 50～100 g、盐适量组成，做法：先用水把黑木耳浸泡 10 分钟，洗净泥沙，三七打粉，猪肉切片备用，先用适量清水放锅内煮沸，放黑木耳、猪肉，再放三七粉，5 分钟后放盐，再煮 5～8 分钟，即可吃肉、木耳、喝汤，每周 2～3 次，有益气化瘀、软化血管的作用，或三七粉、蜂蜜适量兑服，有益气化瘀祛斑块、防心脑血管疾病发生，抗衰老之功效。

3. 推荐运动：快步走或大步走、太极拳，每次 30 分钟为宜，每日 1～2 次。

4. 推荐绿色中药：药物如人参、西洋参、黄芪、三七、红花、山楂、补阳还五汤（丸）之类。具有补气、活血、通络作用。常用于因气虚血瘀引起的慢性疾病，如中风、眩晕、痴呆、动脉硬化、冠心病、前列腺肥大、颈椎病等，加减应用，疗效很好。

（六）肝肾阴虚证型

1. 临床表现：头晕目眩、腰膝酸软、神疲乏力、心悸失眠、健忘、耳鸣、耳聋、眼中干涩、口干、舌质红或无苔。

2. 推荐饮食：如黑芝麻、黑木耳、陈醋、瘦肉、鸭、鱼、胡萝卜、花生、何首乌之类，或菠菜牛肉汤，由牛肋骨肉 300 g、牛筋 150 g、菠菜 50 g、洋葱 1 个、枸杞子少许、盐适量、胡椒粉少许组成。具有补肝肾、强筋壮骨的作用。做法：先将牛肋骨肉、牛筋洗净，切成长条形备用；洋葱切块。装菜洗净余汤后切段备用，汤锅加适量清水，煮沸，后放牛肋骨、牛筋、洋葱再煮沸后，改小火煮 40 分钟，放入菠菜、适量盐，撒上少许胡椒粉，用枸杞子点缀即可。

3. 推荐运动：有氧运动、快步、大步、体操、自由按摩、敲打身体各部均可。

4. 推荐绿色中药：药物如黑芝麻、桑椹、覆盆子、枸杞子、核桃仁、蜂蜜、龟甲、整甲膏之类。中成药如首乌强身片、桑椹膏之类。

（七）心脾两虚证型

1. 临床表现：心悸健忘，失眠多梦，面色萎黄，神疲力乏，食少便溏，腹胀不适，舌白质淡，脉细弱无力，神经衰弱、女子月经不调。

2. 推荐饮食：选用补益心脾的食物，如大米、小米、燕麦、大枣、红皮花生、红萝卜、赤小豆、红曲、马齿苋、龙眼肉、山药、羊牛肉、鱼、蒜等。

3. 推荐运动：按摩内关穴（位于桡尺骨之间，腕横纹上 2 寸）、劳宫穴（位于掌心，握拳屈指，中指所到之处即是）具有清心醒神、醒脑、安神定志的功效。每次每穴 3～5 分钟，每日按摩 2 次；同时按摩足三里（位于外膝眼下四横指，胫骨粗隆旁开一横指即是），每次每穴 3～5 分钟，每日 2 次，具有健脾的作用，长期坚持必有回报。其他跑步、快步、骑车等都可增强体质，健身保养。

4. 推荐绿色中药：中药有人参、党参、丹参、黄芪、红花、枸杞子、灵芝、山楂、山药、茯苓、蜂蜜、甘草等。中成药有安神丸、归脾丸之类。

（八）脾肾两虚证型

1. 临床表现：少气懒言，形寒肢冷，容易出汗，腰膝酸软，大便溏稀，小便量多，舌淡苔白，脉沉细，常见腹泻、五更泻等。

2. 推荐饮食：选用温性食物如大米、小米、玉竹、燕麦、荞麦、豆类等五谷杂粮以及牛羊肉类、禽类、南瓜、土豆、大枣等以养脾补足后天，使脾健旺，脾健，又可补养先天肾，还有黑豆、黑芝麻、黑木耳、核桃、黑猪肉、乌鸡等以养肾，补养先天，达到脾肾双补的作用。

3. 推荐运动：自我按摩神阙穴（即肚脐），章门（位于侧身屈肘关节尖端所到腹侧之处即是）、中脘（位于中线、脐上 4 寸），气海（位于脐下 1.5 寸），每次 3～5 分钟，每日 1～2 次，可健脾益气、增强消化、食欲正常、后天充足、供养先天，同时促进排便，排除体内停滞在肠道内的毒素，还可按摩元阳穴（位于第五腰椎与骶椎交界旁开 1.5 寸），每次 3～5 分钟，每日 1～2 次。可鼓舞肾阳，肾阳化生肾气，则生命长存。

4. 推荐绿色中药：如人参、黄芪、山药、白术、茯苓、芡实、白扁豆、枸杞子、巴戟天、灵芝系列、冬虫夏草、锁阳等。中成药有理中丸、四神丸、脾肾双补丸等。

（九）脾肺两虚证型

1. 临床表现：面色苍白，手足不温，食少便溏，气短、咳嗽、痰多、消瘦、舌淡苍白，脉细弱，多见于慢性支气管炎、慢性消化不良等病。

2. 推荐饮食：选用培土生金的食物，如大米、小米、玉米、山药、白扁豆、土豆、大枣、百合、苹果、牛肉、单肉、鱼、蛋、牛奶、母鸡等。

3. 推荐运动：自我按摩膻中穴（位于两乳头连线中点），此穴藏宗气，又称上气海，《内经》有“诸气者，皆属于肺”之说，所以此穴是一身之气的运动输送出发点，对补养心气起到非常重要的作用，因此可以强心、健脑、养心安神、生命之气，有提高免疫力，预防多种疾病的作用，每日按摩1～2次，每次按顺时针方向3～5分钟；八段锦也是一种很好的锻炼方法，其中左右开弓似射雕、调理脾胃单举手，对肺部的牵拉，对脾脏、肠胃的互相挤压按摩，均能改善肺、脾的生理功能，提高肺活量，增加肺气、脾气，有利于肺脾双补的作用，每次反复3遍，每日1～2次，以增强作用。

4. 推荐绿色中药：如人参或西洋参、党参、沙参、百合、白术、黄芪、茯苓、山药、杏仁、桔梗、玉竹、川贝母、灵芝系列、蛤蚧、冬虫夏草、紫河车等互相配合，能起到补士生金、脾肺双补的作用。中成药：如陈夏六君子汤、参苓白术散之类。

二、亚健康和慢性疾病人群“五脏皆虚”的一些绿色自然调养方法

随着年龄的增长，脏腑功能逐渐衰退，亚健康和慢性疾病威胁青、中、老年人的身体健康日渐严重，除三分药物治疗外，七分调养显得尤为重要。

（一）调气虚，养五脏

1. 心虚：主要是指心气和心血虚，气指元气，生命之气，心血症指心血不足，主要表现为心悸气短，活动时加重，自汗，胸闷不适，面色苍白，体倦无力，舌质淡，体胖嫩，苔白，脉虚。常见于冠心病、风湿性心脏病、神经症、低血压、贫血、心律失常等疾病。因此，补足心气和心血，才有生命存在。

1）常用药物：如人参、黄芪、冬虫夏草、海参、灵芝、当归、枸杞子、丹参、大枣、红花、川芎、远志、酸枣仁、柏子仁等。

2）常见中成药：如独参汤、保元汤、安神丸、归脾丸、人参归脾丸、补心丹等。

3）常用食物：小麦最养心，凡是红色食品，如西红柿、红花生、大枣、山楂、葡萄酒、赤小豆、番茄、红豆之类；有益气活血的作用。

4）推荐食品：

（1）三七粉 12 g，丹参 12 g，川芎 5 g，西洋参 5 g 或党参 15～30 g。乌鸡半只，生姜，大枣各 3 g，分别洗净，浸泡 15 分钟，鸡去毛杂，与生料一起下锅，加冷水四碗，隔水炖 2.5 小时，放盐少许即可。具有祛瘀生新、通经络、养心，是冠心病的食疗妙方。

（2）赤小豆煮粥，用赤小豆 50 g，大枣 5 枚熬成粥吃，具有健脾益气养心，对心脏病患者也适用。

（3）西洋参 3～5 g，三七粉 3～5 g，黑木耳 3 g，精肉 50～100 g 炖汤，有益气通血脉之功。

2. 肝虚：主要是指肝气不足，为肝本胜的精气虚损，平时常见肝血不足，其主要表现面色少华，唇淡乏力，耳鸣失聪，容易恐惧，虚烦失眠，视力减退，因此，需滋养肝气、肝血，使其生发，输布条达。常见于慢性肝炎、脂肪肝、胃炎、眼病、妇科病等疾病。

1）常用药材：当归、柴胡、枳壳、白芍、青皮、佛手、熟地黄、枸杞子、山药、山茱萸、川芎等。

2）常用中成药：逍遥散、柴胡疏肝散、补肝汤、杞菊地黄丸等。

3）常用食物：各类动物肝脏，如兔肝、牛肝、鸡肝、猪肝、羊肝及猪肉、禽、鱼、蛋、奶。植物类如菠菜、香菇、豆类、蔬菜、水果等，冬梨、冬瓜、玫瑰花、绿豆、青椒、芦笋等。

4）推荐食物：

（1）山楂 30 g，丹参 15 g，粳米 100 g，洗净备用，冰糖少许，清水适量放锅内，入山楂、丹参煮沸 15 分钟，去渣，入粳米、冰糖，煮成粥食用。具有活血化瘀、降血脂、降血压的作用，用于冠心病、心绞痛、高血脂、高血压、脂肪肝等疾病。

（2）鱼肉 50 g，海参 100 g，粳米 50～100 g，食盐、胡椒、酱油、葱白各少许，生姜 10 g，煮成粥，随意饮之，可调肝气不足，高粱最养肝气，也可单独煮粥服之，或绿豆沙以解毒，更适用于脂防肝病患者，还可用冬虫夏草、蜂胶、灵芝系列产品，以保肝降脂。

3. 脾虚：是指脾气不足，脾气虚，主要表现为纳少，脘腹胀满，食后尤甚，大便溏稀，神疲乏力，少气懒言，面色萎黄，或浮肿，或消瘦，舌淡苔白，脉缓无力。常见于胃炎，胃溃疡，结肠炎，泄泻，病后体弱等，因此，益气养脾，补养后天，使运化正常，充养全身体壮，不易生病。

1）常用药物：山药、茯苓、白术、薏苡仁、芡实、白扁豆、莲子、蜂蜜等。

2）常用中成药：参苓白术散、人参健脾丸、补中益气汤、香砂六君子丸等。

3）常用食物：应合理搭配，黄色食物养脾，如燕麦、黄豆、玉米，小米、木瓜、香蕉、土豆、胡萝卜、猕猴桃，在春季宜食各种蔬菜粥，如白菜粥、韭菜粥、荠菜粥、八宝粥、小米粥等。

4）推荐食物：

（1）茯苓 200 g，芡实 100 g，党参 100 g，玉竹 100 g，莲子 100 g，山药 300 g，白扁豆 100 g，糯米 500 g，黑芝麻 50～100 g，黑豆 50～100 g，核桃 150 g，酥油 200 g，猪油 200 g，芝麻油 200 g，红糖 500 g，白糖 500 g，花椒少许，上药共研细末，搓成油条状，随意饮之，具有健脾益气，强壮身体，提高免疫力的功效。

（2）粳米 50 g，薏苡仁 100 g，水 3 碗，煮成粥随意饮之，具有补脾益气之功。小米最养脾气，也可单独煮粥，服之，或每日吃几粒黄豆也可（但胃病及痛风患不宜）；常服羊奶粉、蓝莓、螺旋藻之类均可。

4. 肺虚：多指肺气虚。肺气虚损，主要表现为面色淡白，短气，声音低弱，咳嗽乏力，畏风自汗，常见于慢性支气管炎、支气管扩张、肺气肿、肺源性心脏病之类。因此要使肺气充足，护卫力强，外邪不易侵犯。需用下列方式调养：

1）常用药物：如炙黄芪、熟地黄、当归、冬虫夏草、西洋参、灵芝、五味子、紫菀、山药、炙甘草、桑枝之类，以补肺气；桑叶、菊花、杏仁、桔梗开宣肺气；川贝母、麦冬、玉竹润肺止咳。

2）常用中成药：人参蛤蚧精、灵芝糖酱、冬虫夏草丸、雪梨膏、蜂胶、补肺汤银耳膏等。

3）常用食物：银耳、山药、百合、莲子、白萝卜、竹笋、丝瓜、鲜藕、鸭蛋、鸭肺等，多吃白色食物，如白菜、菇、杏仁、大蒜、豆腐、鱼肉、鸡肉等。

4）推荐食品：川贝雪梨粥，取雪梨 2 个，洗净取汁，川贝母 10 g 研细末，与粳米 50 g，冰糖适量，煮成粥，有润肺祛痰之功，用于肺阴虚咳嗽之患者；或小米 50 g，水 3 碗，白糖适量，熬成粥，随意服之；或淡菜 200 g，乌骨鸡 1 只（先去毛杂），猪油、鸡油各少许，食盐 2 汤匙，胡椒 20 粒，生姜片 1 小片，葱 5 根，黄酒 250 g，花椒 50 粒，用沙锅煮汤，随意服之。补肺脾气虚时也可用适量百合、山药煮粥食之，也可常服羊奶以润肺气，还可常服灵芝茶。

5. 肾虚：是指肾脏精气虚，主要表现为头晕耳鸣腰膝酸软、滑精早泄、尿后余沥不尽、听力减退、气短、四肢不温、脉细弱。因此，需要滋阴补阳，强壮肾气，填肾精血。

1）常用药物：枸杞子、何首乌、肉苁蓉、鹿茸、熟地黄、女贞子、仙茅、淫羊藿、杜仲等和灵芝系列产品。

2）常用中成药：左归丸、右归丸、全鹿丸、龟鹿二仙膏、鹿茸酒等。

3）常用食物：海参、海虾、甲鱼、狗肉、羊肉、狗肾，以及多吃黑色食物，如黑豆、黑芝麻、核桃仁、桑椹以及香菇、黑木耳、紫菜、灵芝等。

4）推荐食品：

（1）黑芝麻 60 g，桑椹 60 g，大米 30 g，冰糖 10 g。将大米、黑芝麻、桑椹分别洗净，同放入石钵中捣烂，沙锅内放清水 3 碗，煮沸后放入冰糖，再将捣烂之浆缓缓调入，成糊状即可。可补肝肾、润五脏、祛风湿、清虚火，可治病后虚羸、须发早白、虚风眩晕等。黑大豆最养肾气，可取适量，配伍其他黑色食品，或大米煮粥，或炒熟研末冲粥食之；也可常食冬虫夏草、羊奶、番茄、灵芝之类；或鱼鳔最补肾，同时还有健脑作用，可常食之。

（2）鹿衔草 200 g，黄酒 1000 mL，将鹿含草泡入酒中 24 小时后，即可随意饮之。具有补肝肾、祛风湿、通络止痛，有预防心脑血管疾病的良好作用，精壮入内，延缓衰老。

（二）调情志，养五脏

上古时代，以国学五德“礼、仁、信、义、智”对待人生修养，以五行（金、木、水、火、土）对应五脏，心属火，肝属木，脾属土，肺属金，肾属水，因此以应“礼”对“心”，“仁”对“肝”，“信”对“脾”，“义”对“肺”“智”对应“肾”。

1. 少欲望、养心气：心主血脉、主神志。心血不足，则心悸、气短，因此，不能思虑过度，不能欲望重重，操心过多，要知足而长乐，放宽心态，乐观面对，因“礼”对应心脏，所以加强礼德修养，“心态平和万事安”，以减少对心气的耗损，同时可以吃一些红色食物，如红葡萄、大枣、红橘等，五行颜色，赤入心，故可养心气。

2. 少发怒，养肝气：肝主疏泄、舒展发散。疏泄失职，情绪波动易犯“怒伤肝”，肝气横逆，则出现胃痛、头痛、肝阳上亢、高血压等疾病，因“仁”对应肝脏，所以要加强仁德修养，学会宽容，温和儒雅，以免伤肝气，平时可多吃些青色食物，如青菜、青梨、冬枣、冬瓜等，五行颜色，青色入肝，故以条达肝气。

3. 少食荤，养胃气：胃主受纳水谷，依脾运化，因此，不能过饱，不能过饥、过油腻、过刺激性，食物结构均衡，少肉类，多果蔬，少而精；因“信”对应脾脏，所以要学会信德修养，“胸襟宽阔，富庶大方”，并多吃些黄色食物，如胡萝卜，玉米等，五行颜色，黄色入脾，故以养脾气。

4. 少啰嗦，养肺气：肺为娇脏，司呼吸，说话过多，影响呼吸加快，出现气短无力，因此不能一日到晚，话说个不停；因“义”对应肺脏，所以也要学会义德修养，“秉性善良忠诚”，以免伤肺气。常多吃些白色食物，如白萝卜、大白菜、百合、山药之类，五行颜色，白色入肺，故以养肺气。

5. 少“性”欲，养肾气：肾主骨，肾藏精。精为人身之本，纵欲太过，耗散精气，伤其他脏，因此，各年龄要保精护肾、强身健体、延长寿命更为重要。因“智”对应肾脏，所以也要学会智德修养，“审慎园融，稳重可靠”，以免伤肾气。平时多吃些带黑色食品，如黑豆、黑芝麻、黑枣、桑椹、黑米之类，五行颜色，黑色入肾，故以养肾气。

（三）扣十指，养五脏

人体经络有十二经脉、十二别经、奇经八脉、十五经脉，这些经脉四通八达，首尾相连贯通，如环无端，精气川流不息，构成气血运行传输的通路。而双手又是经脉相互交接的重要部位之一，双手指反应是全身健康的最敏感点，也是五脏的敏感点，如大拇指对应脾胃，示指对应肝（胆），中指对应心，环指对应肺，小指对应肾，十指尖又对应心（十指连心之说），因此，扣击手指对应部位，通过经络可以调节相关脏器，组织器官，调节相关脏器的生物信息和自主神经，改变相关脏器的病理变化，从而可以达到自然调节五脏，刺激和鼓动五脏之气血，使身体恢复健康的功效。

具体做法：双手伸出，位于胸前，左右指对应，互相扣击，力量均匀，有微痛的感觉。每次扣 1～300 次，每日早、晚各 1 次。此法笔者已扣 30 余年，对心血管、五脏的功能，有病可治，无病可防。

（四）循经点穴，养五脏

通过经络，寻找穴位，用电位疏导器进行强刺激，促进经络通畅，经气传导，气血流通，以恢复各脏腑生理功能，来达到养脏目的。

1. 点刺手少阴心经穴位，养心脏

《灵枢·经脉篇》曰："它起于心中，出属心……其直者，复从心系却上肺，下出腋下，循臑内后廉，行手太阴心主之后，下肘内，循臂内后廉，抵掌后锐骨之端，入掌内后廉，循小指之内，出其端。"

解读原文：意思是指，一条直线经络的主要循行经过路线，上至肺，下出走腋窝，经过上肢内侧后边，到腋后缘，再沿前臂内侧后边，到手掌后腕骨突起处进入掌内，最后沿小指内侧末端。

根据这一循行路线，依次找准主要穴位，如膻中穴（位于两乳之中点）、极泉穴（位于腋窝内，血管跳动的地方）、少海穴（位于肘横纹内侧端）、神门穴（位于掌后腕骨横纹凹陷处）、劳宫穴（位于掌内，握拳中指所到之处）、少冲穴（位于小指与环指之间的小指末端），自我进行点刺，有酸、麻、胀、痛即可，每日 1～2 次，每个穴位点刺 38～100 次，或用电位疏导器点刺 2 秒即可，每日 2 次。

功效：打通沿途经络，通过经气、神经传导到心脏，以改善心脏的血液循环，提高心肌细胞功能，加强心脏有规律地跳动，因此，具有养心气，促心血，益气安神的功效，从而可以预防和辅助治疗心悸、怔忡、心神不安、冠心病和心律失常，心肌病、肺源性心脏病、心神经症等疾病。

2. 点刺足厥阴肝经穴，养肝脏

《灵枢·经脉篇》曰："足厥阴肝之脉，起于足大趾丛毛之际，上循足附上廉，去内踝一寸，上踝八寸，交太阴之后，上腘内廉循股阴，入毛中，过阴器，抵小腹，挟胃，属肝，络胆，上贯膈，布胁肋，循喉咙之后，上入颃颡……"

解读原文：原意是指肝经循行路线，是从大脚趾背部开始，沿足背上行到踝关节前 1 寸，再沿小腿内侧到膝关节，然后又进入大腿根部入阴毛中，绕生殖器一圈，又入内到小腹，入胃旁边，再上膈入胁肋，然后再沿咽部、鼻、眼到头部……

根据这一循行路线，依次找准主要穴位，如大敦（双）（位于大趾甲内侧)、行间（双），（位于足背部 1.2 趾间，趾蹼缘后方赤白肉际处)、太冲（双）(位于足背部第 1 趾骨间隙的后方陷凹处)、期门（双）(位于胸部乳直下第 6 肋间隙前，前正中线旁开 4 寸)。进行点刺激，有酸、麻、胀、痛感觉即可，每日 2 次。每次每穴 38～100 次以平泻手法为主，或用电疏导器点刺 1～2 次即可，每次 2 秒。

功能：能打通经络，传导信息，通过经气、神经传到肝脏，发挥肝脏的疏泄功能，可使肝脏气血流通，软化血管，增强肝脏的造血功能和解毒功能，有利于消化吸收，有利于清除肝火，滋肝阴，使疏泄和藏血功能保持正常，从而可以预防和辅助治疗肝脏疾病的发生，如高血压、头痛、失眠、肝炎、肝硬化、痛经、肋间神经痛、胁肋疼痛、胃脘胀痛等慢性疾病。

3. 点刺足太阴脾经穴，养脾脏

《灵枢·经脉篇》曰："脾足太阴之脉，起于大趾之间，循趾内侧白肉际，过核骨后，上内踝前廉，上踝内，循胫骨后，交出厥阴之前，上膝股内前廉，入腹，属脾，络胃，上膈，挟咽，连舌本，散舌下……"

解读原文：意思是指出脾经的循行路线，是从大脚趾末端开始，沿大趾内侧赤白肉之间，经过核骨后，向上沿内踝前边，到小腿内侧，沿胫骨后缘，又向上入膝股内侧前边，再进入腹部，属脾，再向上经过胃、膈肌、食管、舌下……

然后，根据这一循行路线，依次找准大白（双）(位于足内侧缘，第 1 跖趾关节后下方赤白肉际凹陷处)、三阴交（双）(位于小腿内侧、内踝上 3 寸，胫骨内侧缘后方)、阴陵泉（双）（位于小腿内侧、胫骨内侧踝后下方凹陷处)、血海（双）(位于大腿内侧，髌骨底内侧端上 2 寸，股四头肌内侧头的隆起处)，进行点刺激，具有酸、麻、胀、痛即可，每次每穴 38～100 次，每日 2 次，以平补平泻手法为主。

功效：脾胃互为表里，打通脾脏经气，可调节脾胃的消化功能，吸收水谷精微物质，供养全身各脏腑器官，促使恢复生理功能强大，为后天之本提供能量保障。从而可以起到预防和辅助治疗腹胀、腹泻、腹痛、水肿、痛经、遗尿、贫血、消化不良、营养缺乏等的作用，以利于恢复健康。

4. 点刺手太阴肺经穴，养肺脏

《灵枢·经脉篇》曰："肺手太阴之脉，起于中焦、大络大肠，还循胃口，上膈属肺。从肺系，横出腋下，下行臑内行少阴，心主之前，下肘中，循臂内上骨下廉，入寸口，上鱼，循鱼际，出大指之端。”

解读原文：肺经的循行路线，从中焦胃部开始，下络大肠，返回到胃上口，上入膈肌，入肺，属肺，下行，又横出腋下，沿上臂内侧，入肘中，再沿前臂内侧桡骨边缘，进入寸口中，（尺脉之处，及大鱼际），再出大拇指末端。

然后，根据这一路线，依次找准主要穴位，中府（双）（位于第1肋间，距正中线6寸凹陷处）、尺泽（双）（位于肘横纹中，肱二头肌腱桡侧凹陷处）、列缺（双）（位于前臂桡侧缘，桡骨茎突上方，腕横纹1.5寸，可两手交叉，左手示指在右腕背部，示指下即是）。每次每穴各38～100次，每日2次，手法以平补平泻为主。

功能：通过打通肺经、经络、经气，调节肺的呼吸功能，能呼出体内浊气，吸入新鲜空气，使之卫气能布散到全身上下、内外、肌肉、皮毛、腠理，以及输送水分和血液，增强卫气功能，从而可以起到预防和辅助治疗外感咳嗽、气喘、胸闷、支气管炎、支气管哮喘、肺源性心脏病、肺结核等呼吸功能障碍的疾病。

5. 点刺足少阴肾经穴，养肾脏

《灵枢·经脉篇》曰：“肾足少阴之脉，起于小趾之下，邪走足心，出于然谷之下，循内踝后，别入跟中，以上内出腘内廉，上股内后廉，贯脊属肾，络膀胱；其直者，从肾上贯肝膈，入肺中，循喉咙，挟舌本；其支者，从肺出络心，注胸中。”

解读原文：本节内容指出，肾经的循行路线，是从小脚趾下边开始，斜穿过脚底心，在内踝尖绕过，沿腿内侧上到脊骨的底部，再进入体内，到达肾后出膀胱，又从体内肾上行，穿过横膈，中途经肝，再入肺，由肺再到达心。

然后根据这一循行路线，依次找准主要穴位，涌泉（双）（位于脚板心，稍微前边凹陷处）、太溪（双）（位于足内侧，内踝尖和跟腱之间的凹陷处）、照海（双）（位于脚内侧，内踝尖下方凹陷处），每次每穴38～100次，每日2次，手法以平补为主。

功能：通过肾经穴位的打通，可以调节肾水肾火，使阴阳平衡，补精强肾，补充先天之精，先天之气，促使精力充沛，健康不衰老，从而可以预防和辅助治疗各种慢性疾病、头晕、耳鸣、腰酸腰痛等，如生殖系统疾病、高血压、糖尿病、心脏病、抗衰老等。

总之，以上点刺经穴，须从 40 岁开始，长期坚持，对防治可能发生的各类慢性疾病，可以起到很好的保健作用。

（五）练八段锦，养五脏

1. 原文：两手托天理三焦，左右开弓似射雕，调理脾胃须单举，五劳七伤往后瞧，摇头摆尾去心火，两手攀足固肾腰，攒拳怒目增力气，背后七颠百病消。

2. 解读原文（包括方法、相关内容、作用）：

预备姿势：自然站立，端正身形，两脚分开，与肩同宽，精力集中，调匀呼吸。

两手托天理三焦：两手指交叉放于下腹丹田，掌心对胸腹慢慢向上托举至头面部，充分展臂并翻掌，掌心朝天，举至头顶，并吸气，停留片刻，双手再慢慢返回至大腿两侧，同时呼气，连做 6 次。

三焦是指膈以上为上焦，其中包括心、肺；中焦是指膈以下与脐之间，包括脾、胃、肝、胆、大小肠一部分；下焦是指脐以下至耻骨联合之间，包括肾、膀胱、子宫（女）、大小肠一部分。（以上指解剖位）

在双手臂升举过程中，拔升腰背，提拉胸腹，可使全身上下、五脏六腑互相挤压、按摩，这样有利气血流通，水津布散，从而使五脏（心、肝、脾、肺、肾）六腑（胆、胃、大小肠、膀胱、三焦）的生理功能得到改善，气血川流不息，元气充足，滋养供给五脏和六腑，最终达到保养五脏不虚。

左右开弓似射雕：顾名思义，马步站立，两手胸前交叉，然后左臂向左伸出，右臂在里，眼看左手指，如拉弓射箭之状，并吸气，停片刻，返回原状，并呼气，连做 6 次，这样做展肩扩胸，抒发胸气，在扩胸的过程中，拉动心、肺、胸胁活动，经络疏通，有利于增强心、肺的生理功能，同时也疏通了肝气，胸闷、胸痛、胁痛、肩背痛可以得到缓解或消除。

调理脾胃须单举：即单举手，一手翻掌上举，成托天状，一手按下，并吸气片刻，然后二手胸前交叉还原自然站立并呼气。连做 6 次，一紧一松，先左后右，这样上下对拉拔伸，牵动腹内肝、胆、脾、胃、大小肠、膀胱、子宫（女）等脏器的互相挤压、按摩，从而可以起到调节脾胃气机，使清气升、浊气降、激活气血流通，改善脾胃的生理功能，增强消化吸收，缓解脾胃病的发生、四肢肌肉获得健壮，同时对其他脏腑也有调节作用，促使整个机体恢复健康。

五劳七伤往后瞧：五劳是指心、肝、脾、肺、肾等五脏劳损的疾病，即心劳血损，肝劳神损，脾劳食损，肺劳气损，肾劳精损。七伤《诸病源候论·虚劳候》曰：“大饱伤脾，大怒伤肝。强力举重、久坐湿地伤肾。形寒，寒饮伤肺，忧愁思虑伤心。风雨寒暑伤形。大恐不节伤志。”简单地说，是喜、怒、忧、思、悲、恐、惊七情的伤害。通过转头扭臂、挺胸、伸腰往后看并吸气、转头还原并呼气等动作，可以调节大脑神经、颈椎、胸腺腺体的生理功能，从而增强免疫力，增强体质，调节五脏六腑生理功能，消除慢性疾病，或减少慢性疾病的发生，如头痛、失眠、颈腰疼痛之类，有利于恢复身体健康。

摇头摆尾去心火：心火是指因思虑过度，内火旺盛，阴阳失去平衡，出现心烦失眠、口舌生疮、舌质红赤、小便灼热。在人体内，肾主水，水火不相济，所以古人运用上身前俯深展，左手前方尽量作弧形摇转，并吸气，停片刻，上体转至正位，复原并呼气，这样造成颈伸、带动头部、尾部摆动，通过心经、小肠经之经络、经气来增强腰力、腿力牵拉，促进心、肾生理功能动起来，达到心火下降、肾水上升、水火互济、阴阳平衡，逐步缓解疾病的发生，防病治病的目的。

两手攀脚固肾腰：自然站立，身体前倾，弯腰两手攀脚尖或踝关节，头略抬高，并吸气，返回两手扶腰间，身体后仰，并呼气，连做 6 次。腰为肾之外腑，现双手作用于腰背部、下肢，前屈后伸，促使背部督脉和太阳膀胱经受外力牵拉伸展后，打通其经络，经气通了，血液循环改善了，从而增强了对肾、膀胱脏腑的生理功能调节，有利于固肾强腰、壮筋骨，对腰背痛、腰膝酸软、脚麻，以及生殖系统疾病，都会起到康复的效果，实际上，就是强腰保肾脏，使肾的生理功能活动恢复正常。

攒拳怒目增力气：马步，两手抱腰，右臂用力握拳伸拳，瞪眼目视前方，并吸气，片刻，收拳于腰间，并呼气，换左手如同前法吸气，还原后呼气，连做 6 次，用来刺激肝脏，因肝主筋，肝开窍于目，这样可使肝脏的生理功能改善，肝藏血会得到充盈，肝气疏泄得到恢复，由于肝肾阴虚导致的头昏目眩，头重脚轻，筋骨痹痛，视力、腿力减退等，也就能够恢复。

背后七颠百病消：两手下垂，脚尖着地，脚跟离地，身体重心往后仰，并吸气，片刻后，返回并呼气，连做 6 次。这种姿势，实际上是拔伸脊柱，全身下落，进行抖动，从而按摩五脏六腑，四肢百骸，接通任脉（前面）和督脉（背部），使经气前后贯通、首尾相接、气血流通、调养五脏六腑的生理功能，养护身体，身体得到了强壮，从此，百病不生也。

总之，只有长期坚持八段锦的练习，打通全部经脉，疏通经气，促进气血流通，周流不息，那么五脏六腑的生理功能保持正常，精力充沛，精气神不衰，精神愉快，关节灵利，入睡也香，纳谷就甜，人就健康，何不乐乎！

（六）五味调和，养五脏

《素问·生气通天论》曰："味过于酸，肝气以津，脾气乃绝；味过于咸，大骨气劳，短肌，心气抑；味过于甘，心气喘满色黑，肾气不衡；味过于苦，脾气不濡，胃气乃厚；味过于辛，筋脉沮施，精神乃央。"

《素问·五脏生成论》曰："多食咸，则凝泣而变色；多食苦，则皮槁而无拔；多食辛，则筋急而爪枯；多食酸，则肉胝胸而唇揭；多食甘，则骨痛而发落。"

解读原文："生气"是指人的生命活动，"天"是指自然界，"生气通天"是指人的一切生命活动与自然界的变化有着密切的联系。

如食酸味过多：酸味的特性是收敛、收涩，酸味善走筋，筋是肝所主，故多食会使肝气太旺，旺则伤筋，而且筋易抽急；肝木克脾土，会使脾气受到伤害，故脾虚之人，宜少食酸。

如食咸味过多：咸味的特性是软、坚、润下，咸味善走血分，血是先天所给，后天所化生，故食多咸味，会使血液凝涩在血管内，血液流通不畅；咸人肾，肾气劳伤，水邪反侮土（土克水），故会使肌肉短缩；水气凌心（水克火）严重出现心气抑郁不舒，心气受损，所以血分病患者，不宜多吃咸味食物。

如多食甘味：而甘味的特性能补虚，甘味善走肌肉，故多吃甘味食物，造成脾胃功能减缓，难以消化，食物停滞于中州，变成肥胖；若滞缓上焦，则心气喘满；甘从土化，土克水，则易得水病（即肾脏受到伤害），故黑色见于外，肾气不足，则骨痛、发落，所以不能多食甘味，以免损害肾气。

如食苦过多：骨病、肾脏易得病，苦味的特性能泻、能燥，苦味善走骨，骨为肾所主；苦能泻心火，心火旺，使脾输布失职，胃更燥（脾恶湿，骨恶燥），肾水也耗损，肾生骨髓，同样受到损害，所以肾病、骨病人群不宜过食苦味。

如食辛味过多，而辛味的特性能行、能散，辛味善走气分，可宣肺气，通九窍，通利血脉，故多食辛则耗气，会造成五脏之气伤害，严重时可致精神不振。

现在广大群众都在谈论饮食养生，营养均衡，结构均衡，但很少谈及五味。而人体内各脏所需要的味是不尽相同的，故《素问·宣明五气》曰：“酸入肝，辛入肺，苦入心，咸入肾，甘入脾。”换句话说，适当的酸味养肝，适当的辛味养肺，适当的苦味养心，适当的咸味养肾，适当的甘味养脾。

酸味的食物有醋、柠檬、橘子、石榴、山楂果、蓝梅、葡萄、酸梅等。酸味可以开胃，促进食欲，保护肝脏，同时还有收敛、固涩的作用，因此，对肝血不足的患者为宜，但脾虚的人群不宜（木克土的关系）。

苦味的食物有苦瓜、苦菜、莲子心、苦酒、百合、白果等，苦味可以清心，清热燥湿、泻下，健脾补肾，强筋健骨，按现代说法，可以消炎、抗菌、缓解心火、止泻、愈合溃烂，但由于火旺又可克肺金，所以有肺脏疾病的人群，尽量慎用。

咸味的食物有海带、海菜、紫菜、海参、海鱼、腊肉、火腿等，适当食用咸味食物，可以补肾强身，滋养肾气，腹泻的患者，有时口服补液盐，用来调节水液代谢，不至脱水，引起酸碱不平衡，但心火偏旺的心脏病患者，又不适用（水克火，会出现心火不足）。

辛味的食物有辣椒、花椒、胡椒、姜、蒜、肉桂等，适当补点辛味食物，可以调味，口感好，还可宣通肺气，驱寒气，通血脉，气血有阻滞的人群为宜，但肝病患者尽量少用，这是因为肺金可以克制肝木，其病难以恢复。

甘味的食物有西瓜、南瓜、黄瓜、土豆、胡萝卜、蜂蜜等，适当补点甘味食物，对脾虚的患者，可以起到补脾益气，和胃止痛、生津止渴的作用，帮助慢性疾病人群早日康复，但脾土不能太旺，太旺则肾水会匮乏，这是因土克水有关，所以肾虚的人群，也不能进食太多的甜品。

因此，五味与五脏关系密切，味可以影响脏，而脏又需要味来调和，但味不能多，也不能过少，做到饮食均衡，五味调和，调和得当，利于养生，可使骨骼强，筋骨壮，气血充足，川流不息，肌肉丰满结实，养成刀枪不入的健康体魄，也就是《素问·生气通天》所谓的“是故谨和五味、骨正筋柔，气血川流，腠理以密，如是骨气以精，谨道如法，长有天命”的养五脏的保健道理。

（七）古乐五音，养五脏

1.《内经》曰：“百病生于气，止于音。”

2.《素问·阴阳象大论》曰："……在脏为肝，……在音为角；……在脏为心，……在音为徵；……在脏为脾，……在音为宫；……在脏为肺，……在音为商；……在脏为肾，……在音为羽。"

解读原文："气"有先天之气和后天之气，先天之气是父母给的元气，后天之气是水谷精微物质在体内流动之气，如五脏之气，六腑之气，经脉之气。这里指的气，是脏腑机能失调而引起的病症，可以用不同的音乐声波，通过大脑神经，自主神经，互相产生共振共鸣的一种古代哲学理念，这就是古乐中的"角、徵、宫、商、羽"五个不同的音阶。五行学说用五音配属五脏。从病人发音的高亢、低沉、重浊等推测五脏的病理变化，即肝音角、心音征、脾音宫、肺音商、肾音羽，用各种不同的音阶来进行防病治病的一种方法。这种古老的方法，就相似于现代医学中的音乐疗法，或称心理疗法。

肝的功能是"肝主疏泄，谋虑出焉""肝藏魂……"当肝的疏泄功能发生障碍，会使人的精神低落、心烦、焦虑、失眠、性情急躁、易生气、没有主见、神志不安（魂不藏），按现代医学讲，就是精神思维方面或心理方面出了问题，可以利用音乐声波，通过耳将声波信息传送到大脑，然后再通过自主神经来进行调理，选用与肝对应的"角"调乐曲，如《康定情歌》之类，这些歌具有亲切爽朗、轻松愉快、生机活跃的亲和力，以"角"音"木"之特性入肝，来克服旺盛的肝气，使心情安静，达到养肝的目的。

心的功能是"君主之官"，"心主神明""心藏神"。这里指的是人体高级中枢神经系统机能活动指挥中心，都来由心主管和体现，一旦受到某些内在因素和外在因素的影响，使心脏突然受到刺激，马上会出现心慌、心悸、怔忡，很久也不能安静下来，这时可以利用音乐声波，通过耳将声波信息传送到大脑，然后再通过自主神经来进行调整，可选用与心对应的"徵"调乐曲，如《兰花花》，这些歌具有轻松活泼，似火的特性（指生理上的火，阳气旺盛），以"徵"音人心，马上会使心气缓和下来，补益心脏，心气一旦充足，则心功能恢复正常，对全身机能活动都会有一定的好处。

脾的功能有"脾主运化""脾藏营""脾藏意"。这里指的是食物通过胃受纳、消化，再经脾输送精微物质化生为血，这些都由脾来统一管理（一种思维活动），这种统一管理过度（思之过度），会损伤脾阳，那么就会出现腹泻、腹胀、疲倦乏力、不想饮食等症状；在进食时，听听音乐，选与脾对应的"宫"调曲子，如《彩云追月》，会使你有悠扬而平静的心境，犹如"土"般宽厚结实，以“宫”音和“土”之特性入脾，通过“宫”调式音乐，将声波信息传送到大脑，然后再通过自主神经的调节，对脾胃的消化、运化、吸收会起到很好的保养作用。

肺的功能“诸气者，皆属于肺”“肺者相傅之官，治节出焉”“肺藏魄”，这里指的是肺司呼吸，整个人体上下表里之气，都由肺来主管，同时还要协助心的功能，互相发挥，以共同保持正常的生理活动，对外气体交换，吸入新空气，当这种作用受到影响时，会出现鼻塞、流涕、咳嗽、感冒，甚至呼吸困难，可以选用与肺对应的“商”调音乐，通过耳将这种声波信息传送到大脑，然后再通过自主神经来协助调理，如《英雄赞歌》，这些歌听起来辽亮高亢，铿锵雄伟，气壮山河的雄姿气派，以“商”音、“金”之特性入肺，对肺呼吸、治节、心态都有调节作用，这样一呼一吸，有利于肺气更为旺盛。

肾的功能有“肾藏精”“肾藏志”。这里指的精是生命的物质，精生肾气，肾气可以推动全身功能运转，才有生命存在，当肾气不足时，“志”也不密藏（记忆力低下），因此会出现腰膝酸软无力，头晕眼花，记忆力减退、健忘，我们可以不受时间约束，来听听与肾相对应的“羽”调音乐，通过耳将声波信息传送到大脑，然后再通过自主神经来调节，如《青花瓷》，这些歌状如天垂晶蒂，行云流水，具有“羽”入水（肾）的特性，以养肾气、肾水来保持身体健康。

总之，“角、徵、宫、商、羽”是古乐中五种不同的音阶，与现代音乐中的哆、来、咪、发、唆、啦、西是异曲同工，都可以用来对人体进行生理和病理的调节，当人处在优美悦耳的音乐环境中，可以改善人的情绪，提高记忆力，配合歌唱，又可改善呼吸功能，提高肺活量，促进食欲，增强体质，使你心情舒畅，乐观向上，涣发精神，得到快乐，并提高勇气，消除心里障碍，提高应激能力，帮助你防病治病，从中调养精神，稳定心理，促进健康，所以音乐是激发人的精神火花，音乐是人生一种高雅的养生享受，音乐会使人健康长寿。

（八）运用五季，养五脏

《素问·上古天真论》曰：“上古之人，其知道者，法於阴阳，和於术数。”意思是在人类早古时期，传统中医，运用五行学说（金、木、水、火、土）配属与人体五脏（心、肝、脾、肺、肾）的关系；又如《脏气法时论》曰：“肝主春，心主夏，脾主长夏，肺主秋，肾主冬。”将五季与五脏相对应，用这样的方法去激励人们如何去锻炼身体，颐养天年。

1. 春季，养肝脏。春季是指从立春到立夏之间的季节，如何养肝脏。

《素问·上古天真论》曰："春三月，此为发陈，天地俱生，万物以荣，夜卧早起，广步如庭……以使志生。"这段经文指的是冬去春来，气温回升，万物开始生发萌芽、生机勃勃，而人的生理功能，也随之变化，肝主春，肝属木，肝气也随之旺盛起来，这个时候，人的生活习惯也要改变，宜早睡早起，要走出室内，到室外去吸收新鲜空气，锻炼身体，如晨练、跑步、散步等运动，活动筋骨，疏通经络，调节脏器功能。虽然气温回升，但时有寒气来犯，因此，在晨练过程中，还得注意保暖护阳，以防感冒。大自然多美呀！空气新鲜，树木、花草萌发，给你带来喜悦的心情，但春天是肝的主季，"肝主疏泄""怒伤肝""肝藏血"，所以要少生气，控制情绪激动，保持乐观，这样肝的疏泄功能正常，肝的藏血量增加，肝细胞被激活，肝阳亢进受到抑制，肝脏的生理功能也就恢复正常。

在饮食上，《素问·上古天真论》曰："肝主春""肝色青，宜食甘""肝苦急，急食甘以缓之"，这里指的是肝为春天主气，肝木旺盛，肝为将军之官，以增甜味食品来缓解肝阳过胜，其甜味食品，有大枣、青枣、哈密瓜、草莓、梨子等以养肝。《素问·上古天真论》曰："时过于酸，肝气以津"。又说明春天里的食物，不宜过多吃酸，吃多了酸性食物，又会使肝气旺盛，而影响脾胃的消化运化功能。青色入肝，绿色食物对肝有益，如蔬菜、菠菜、胡萝卜、油菜、萝卜缨，春初气温还是比较低，寒气随时来犯，宜选辣椒、花椒、肉桂祛寒气；春季宜养阳气，其补阳气的食物有灵芝、鱼类、牛肉、羊肉、鸡肉、豆类、姜葱蒜等，这些温性食品，都有增加养肝脏的作用，所以适当补充，可以达到春季养肝脏的目的。

2. 夏季，养心脏。夏季是指从立夏到小暑之间，如何养心脏。

《素问·四气调神论》曰："夏三月，此为蕃秀。天地气交，万物华实，夜卧早起……使志无怒。"意思是指在夏天的3个月，气候温暖，阳光充足，万物生长，非常茂盛而又美丽的一个季节，人要顺其自然规律，天人合一，所以要稍晚睡早起，到室外去活动、散步、快步、太极拳、八段锦、五禽戏、广场舞之类；进入夏至时，人的生理功能会有阴气微上，阳气微下，这时可双手掌互相拍打100次以上，伸展自身阳气，调节脏器气血，使阴阳之气保持平衡，达到"天地气交"，保障足够睡眠的目的。

夏季，情绪要稳定、乐观，不能生气或少生气，少操心、少烦心、少大悲，少大喜，因此，可以选择琴、棋、书、画、听音乐来调节心情，达到养心安神，“使志无怒”也。

夏季气温过高，人体皮毛腠理开泄，不能赤身裸体午睡和晚上睡觉，若不注意、卫阳失职，风寒湿邪来袭，而产生疾病。

夏季是心的主季，暑热逼人多汗，“汗为心之液”，汗出过多，会损耗人的阳气，对心气损害较大，所以不宜剧烈运动，特别是患有心脏病患者，做些伸展运动，活动筋骨，也可自己按摩极泉、神门、内关、劳宫等穴位，疏通心经经络，打通经气，调和气血，改善血液循环，降低血液黏度，保养心脏，可起到预防和治疗心系统疾病的作用。

夏季气温过高，易出汗，因此，要多喝开水以补足水分，保持体液平衡，但不宜饮用冰冷的水，以免伤及阳气。

夏季，饮食方面更要注意，《素问・脏气法时论》曰“心色赤，宜食酸”“心苦急，急食酸，以收之”。意思是在夏天，要多吃些红色食物，因红色人心，如山楂、大枣、红葡萄、赤小豆、枸杞子、红萝卜之类，以助心阳旺盛，保护心脏生理功能，也是夏季养阳的意思。除此之外，也要吃酸性食物，如酸奶、酸菜、乌梅、醋泡豆、韭菜之类，以生津止渴，收复虚弱的心气，使心阳保持正常。

夏季要注意饮食卫生，可吃些鱼腥草、马齿苋、紫苏叶之类抗病杀菌，以免生泄泻。

古人养生，有“春夏养阳”之说，那么夏天不适过多饮冷，或过饱，以免伤脾胃之阳，为此，可吃粳米粥，养脾胃之阳，以补后天之本，喝荷叶粥、绿豆汁，以解暑热，或吃车前草、竹叶、白茅根以利尿、清心除烦，使人凉爽；喝灵芝茶（林中宝牌）、生麦饮，以养心安神，补足阳气，也可选用一些清血溶栓保健品，如三七配蜂蜜，此乃夏季养生之道也。

3. 长夏养脾脏。长夏是三伏天，从小暑到立秋之间，一个月，如何做到保养脾。

按中医五行学说，长夏属土，在脏属脾，在五气属湿，而湿是长夏主气，与脾相对应，《素问・宣明五气》曰“五脏所恶……脾恶湿”，湿为阴邪，最易伤脾阳，影响脾的运化功能，从而会出现大便溏泄、头重身重、四肢困乏、脘腹满闷、食欲不振、口淡无味、舌苔白腻等病理变化，因此长夏季节须注意保养脾脏。

长夏属暑热季节，一年四季当中最闷热的一个月，也同样要晚睡早床。

外出活动，但不能过量，以免出汗过多，伤了阳气，并多喝温开水，外出宜戴草帽，以防中暑；乘凉时，还得避免暑热之气伤害阳气；午间要午睡，保证有充足的睡眠，养足阳气。

也可做些自我按摩中腕、足三里，刺激脾胃、任脉经络上的穴位，促使脾阳旺盛，加强脾的消化、运化生理功能正常。

长夏养脾，最重要的一项是如何调理饮食，因长夏为暑热季节，在五气中属湿，现在不少人晚上熬夜、宵夜进食，会易伤及脾阳，造成脾的运化功能失常，产生脾胃疾病，如果暑热偏胜致病，往往会出现典型的舌苔黄、厚、腻为特征者，那么治疗和饮食方面是不同的，《素问・脏气法时论》曰："脾苦湿，急食苦以燥之。"因"脾恶湿"而苦能燥湿，所以告诉我们宜选择苦瓜、黄瓜、西瓜、冬瓜、丝瓜、绿豆、荷叶、莲子心、滑石、白菜、西红柿、梨子、苹果、香蕉、豆类、山药之类以清利湿热；但也不能过多追求苦味，《素问・生气通天论》曰"味过于苦，脾气不濡，胃气乃厚"，结果造成胃气更燥，脾气不能升，胃气不能降，影响消化功能，不能养脾脏；若是受寒邪侵袭或寒湿偏胜，则舌苔白色、厚、腻为主要特征者，可以选择温性食物，如鲤鱼、南瓜、杏仁、砂仁、豆蔻、白扁豆、薏苡仁之类，以散寒祛湿，芳香化湿，也可选人参补气，灵芝系列产品安神，冬虫夏草填精，提升精气神来补后天，以养先天。所以选对食物，对三伏天调理脾脏是关键所在。

总之，三伏天的饮食，宜少荤、多蔬菜、水果、豆类、易消化为原则，还要注意饮食卫生、个人卫生、饭前便后洗手，杜绝"病从口入"引起的消化道疾病。

4. 秋季，养肺脏。秋季是指从立秋到立冬之间，如何养肺脏。

《素问・四气调神论》曰："秋三月，此谓容平，天气以急，地气以明；早卧早起……使志安宁。"意思是秋天，万物生长成熟的季节，天晴多，下雨少，气候干燥，阳和之日逐退、阴寒之气日生，要养成早睡早起的生活习惯；深秋季节，气温会开始偏凉，不宜冷水洗澡，不宜外出太多、太久、太晚，以防秋凉，伤了肺气，患上感冒；外出散步、慢步、跑步、登山，做各种伸展运动，根据体力来选择。最好的运动是慢步登山，吸入自然新鲜清气，或森林氧巴中增加肺活量，带上美妙的音乐，会使你精神愉快，入睡也香。秋燥之气缓和了，从此“使志安宁”也。

“肺主秋”秋三月，气候还干燥，在饮食选择上，不宜过偏，《素问・宣明五气》曰：“辛走气，气病无多食辛；咸走血，血病无多食咸；苦走骨，骨病无多食苦；甘走肉，肉病无多食甘；酸走筋，筋病无多食酸。”但可选白色入肺的食物，如山药、百合、白木耳、白萝卜、牛奶，具有补养肺脏的功效；也不宜过多食用寒凉饮冷、辛辣刺激性食物，以免秋燥伤人。秋燥之燥气易伤津液，使人烦而渴，因此要多喝开水，并选择一些生津止竭、润肺保养的食品，如白银耳、百合，沙参、梨子、葡萄、苹果、莲藕、蜂蜜、莲子、海带、杏仁、李子、香菇、豆腐等，共同滋养肺气，收敛神气，使秋气平而不躁，燥而不凉，以适应秋天“容平之气”，使肺脏的生理功能保持正常。

5. 冬季，养肾脏。冬季是指从立冬到立春之间，如何养肾脏。

《素问・四气调神大论》曰：“冬三月，此为闭藏，水冰地坼，无忧平阳；早卧晚起……使气亟夺。”“逆之则伤肾”，意思是冬天到了，天寒地冻，万物都已经收藏了，而人体五脏肾与五行时令相对应于冬，肾主水、主精，也该到固藏肾精、肾气的时候了，所以要早睡，以养阴气，晚起床，则养阳气，使肾火、肾水互济，阴阳平衡，否则，阳气更会受到损害。肾脏遭受严重伤害而产生一系列的肾脏疾病，如腰酸腿软、头昏眼花、阳痿早泄等。

冬天要注意保暖，保护阳气，一是除常穿衣服外，再加件背心；二是冬病夏治，在夏天时，用艾灸灸督脉诸穴，特别是体弱多病的老年人，更是要注意保护阳气。

冬天天气寒冷，要选择适当的场合做做运动，如慢步走、自由操、八段锦，而全身颤抖是最好的方法，随时随地均可，也适合久坐办公室的白领人群，活动身子，促进血液循环，都有好处。每次 3～5 分钟，每日 1～2 次，长期坚持，可减少心脑血管疾病、关节疾病的发生概率；冬天洗澡也不宜过勤，以免损伤阳气或诱发心脑血管疾病；每晚坚持用热水泡脚，可以用巴马泡脚粉，也可用艾叶 10 g、活血藤 30 g 煎水泡脚，或单独艾叶适量，煎水泡脚，祛寒气，并升发阳气，促进血液循环，消除疲劳，改善睡眠，水温保持 40 ℃左右，水深宜位于踝关节以上，时间 15～30 分钟，泡脚时可按摩涌泉穴、太溪穴，有利于补肾温阳，益气填精之效，增强免疫力，以保养肾脏。

饮食方面：《素问・脏气法时论》曰“肾主冬”“肾苦燥，急食辛以润之……肾色黑……”意思是冬季属寒冷季节，在五色属黑，黑色入肾，肾为水脏，藏精，为冬天主气，但讨厌燥气，故宜小米、桃、李、葱、姜、韭菜之类辛味食品，通之润之，使气至水至，而肾的生理功能得以保持正常。“肾色黑”是指黑色入肾，可常吃些黑豆、黑米、黑芝麻、黑木耳、桑椹……以补肾；同时还要补充温性食品，如羊肉、牛肉、阿胶、龟胶、鱼、鸡、灵芝系列产品等，既可温补肾阳，又可滋养阴气，蔬果谷肉，合理搭配，使之阴阳平衡，肾的生理功能恢复正常，以达到养肾的目的。

（九）全身运动，养五脏

全身运动，是利用自己的双手，作用于自身各个部位，这里按按，那里捏捏，这里敲敲，那里打打，上肢动动，下肢跳跳，全身颤动，里里外外，无处不到的一种柔和，而非剧烈运动，适合亚健康和慢性疾病人群、老年人群，具有动静结合，脑体结合，调养五脏六腑，达到增强体质、延年益寿的保健作用。

1. 具体做法

自然站立，或一边走一边做，室内室外均可进行。

第一节击掌法：双手掌互相扣击 100 次，力量均匀，击后掌心有热感即可。

第二节迎香穴按摩法：迎香穴位于鼻翼两沟纹中点，用双手示指或中指腹面，按摩迎香 100 次。

第三节揉按眼眶法：在眼眶周围用示指或中指腹面，揉按眼眶上下各10～20次，内外眦各 10～20 次，揉按时，眼睛宜闭合。

第四节捏耳法：先拉下耳垂 10～15 次，后提拉耳尖 10～15 次，再用双手来回搓全耳 10～15 次。

第五节按摩听宫法：先张口，在耳门前找到一小凹陷处，然后闭口，揉按此凹陷处 100 次。

第六节扣手指和叩牙齿法：一边十指相扣击，一边上下齿互相叩击各100～300次。

第七节扩胸、展翅法：半握拳，两手屈肘于胸前，再向外伸肘扩胸，来回八个节拍。

第八节拍肩法：左手拍打右肩（肩井穴），稍扭动身体，右手拍打右腰（肾俞穴），然后换右手，做原动作，连做八个节拍，全身放松，力量适当。

第九节颤抖法：左手按肚脐（神厥穴），右手按命门（与肚脐相对），全身颤抖10～15次，换手做原动作10～15次。

第十节扭腰法：与肩同宽，两手叉腰，先向右扭动腰10～15次，后向左扭动腰10～15次。

第十一节头部拍打法：用双手的示指、中指、环指、小指的三个指节分别对前额、头顶、两侧、后头进行轮流拍打各150次以上，力量不宜过重，也不宜过轻，力量均匀适度。

第十二节洗面法：用双手，从面部由下而上，反向两侧、耳郭、耳后至下颌颈部，接着做原动作38次，然后手指梳头10余次。

第十三节坐姿抓膝法：屈膝与地面呈90°，用双手五指抓膝100次。

第十四节按摩三穴法：足三里、太溪、涌泉三穴各300次，有酸、麻、胀、痛感即可。

第十五节敲打法：用健身捶分别在脾经（位于大腿内侧至小腿内侧）、胆经（位于大腿外侧至小腿外侧）、膀胱经（位于背部正中旁开1.5寸到大腿、小腿后边）进行敲打，用力不宜过重，以自己能适宜为准，每敲打3～4个来回即可。

2. 解读各节原理及作用

第一节，扣击手掌内劳宫穴，劳宫是心经上重要穴位，通过击掌刺激劳宫穴，相应疏通心经的经络，经气的传导，促进了血液循环，增强了心脏的动力，气血通畅，从而可以清心醒神，振兴阳气，达到养心脏的目的。

第二节，迎香穴是肺经上的原穴，通过按摩刺激，可以通鼻窍，清散风热，宣肃肺气，肺肃降功能恢复正常，则上呼吸道的疾病也就可以得到控制，如感冒、鼻炎之类。

第三节，眼睛四周有承泣、晴明、攒竹、瞳子髎，这些穴位于足阳明胃经和足太阳膀胱经上，脾与胃、肾与膀胱互为表里，通过刺激这些穴位，可疏通经络，激发经气，神经传导，调节自主神经，达到养脾、肾的作用，可以不易患眼科之类疾病。

第四节，耳郭上有许多许多穴位，与人整体脏器，如心经、肝经、脾经、肺经、肾经以及其他相应的经脉彼此连接，互相贯通，对全耳进行捏、拉、扯、搓，刺激相对应的脏腑，疏通了经络，改善了血液循环，有利于缓解和治疗各种疾病，如心悸、眩晕、胁痛、腹胀、咳嗽、耳鸣……其病减少了，说明五脏功能正常了，或是调养了五脏。

第五节，听宫是胆经上的穴位，肝与胆互为表里，刺激听宫，疏通胆经络、经气、听力正常，相应疏通了肝气，使肝脏功能保持正常。

第六节，俗语曰“十指连心”。也就是将十指互相扣击，刺激心经，结果心经的经络疏通了，通过经气、神经的传导，气血流动加快了，心肌缺血改善了，心率提高了，也就达到了养心脏的目的。

“肾主骨”“齿为骨之余”，牙齿属肾，通过牙齿互相叩击，牙齿坚固，不易脱落，加强了固肾；口中有涎液，慢慢咽下，此液为脾肾所化生，液下回归，以养脾肾。

第七节，扩胸展翅，一紧一松，舒展肺气，使肺活量增加，改善呼吸功能，肃降、生成、布散正常，从而达到养肺的目的。

第八节，通过拍打肩部（肩井穴）、腰部（肾俞穴）稍扭身带动肩部关节（三焦经和胆经）；腰部关节（督脉和膀胱经）的活动，疏通了经络，改善血液循环，活动了筋骨，增强了肝肾生理功能，可缓解和治疗颈椎病、腰椎病。

第九节，全身颤抖，使身体上下、里里外外、五脏六腑、四肢百骸、十二经脉、任督脉都在运动，脏器互相挤压，互相牵拉、按摩，经络疏通了，气血流通了，关节灵活了，缓解了疲劳，精神愉快，达到养五脏（六腑）的目的。

第十节，腰为肾之外腑，腰与十四经脉连贯，扭动腰部，可带动五脏六腑、筋骨、经络疏通，改善气血流通，改善肾周微循环，以调养肾脏及其他脏腑的生理功能，达到强肾壮腰，以养五脏的目的。

第十一节，头部有许多穴位，头为诸阳之会，凡五脏精华之血，六腑清阳之气，皆上会于此。由于工作忙、压力大，老年人精血亏损、气不足，通过这种轻轻敲打，可以疏通头部的经络经气，刺激头部的穴位，如百合、风府、风池、角孙、太阳等，可反射到相应的脏腑，对脑部血管、增强血液循环、改善血液黏度、增加血流量有非常好的作用，不受诸多因素影响而阻滞产生逆乱，敲打后使人精神焕发，头脑清醒，不感头晕头痛，睡眠和忆记都有改善，可预防和延缓脑梗死、脑萎缩、老年痴呆的发作，对已发作的患者也有减轻症状的作用。

第十二节，洗面也就是面部按摩，面部的血液循环得到改善，使人皱纹减少，可起到美容的作用。

第十三节，用双手五指抓膝关节，也就是捏膝关节，膝关节是足阳明胃经所过之处，肝主筋、肾主骨，通过这个小动作，打通足阳明胃经经络、经气，达到舒经活络利关节，对脾、肝、肾有一定的保养作用，不易患膝关节疾病，走路也就矫健。

第十四节，足三里是足阳明经的重要穴位，又称长寿穴，按摩此穴能提高胃肠蠕动，增加消化能力，提供多种消化酶。胃与脾互为表里，转化和运输各种营养物质，供养全身，因此，可以调节心律，改善心功能；除了养脾胃，也可养心；太溪、涌泉均是足少阴肾经上重要的补肾穴位，刺激太溪穴，可以起到滋肾阴、补肾气、壮肾阳、理胞宫的独特作用；涌泉穴，又称第二长寿穴，按摩此穴可补肾水，使肾水充足，阴阳平衡，长期按摩二穴，可以治疗因肾虚所引起的腰酸腿软，头晕耳鸣，失眠多梦，以及生殖系统疾病，以防提前衰老。

第十五节，脾主运化，通过敲打，可以激活脾胃生理功能，增进食欲，帮助消化吸收，输送营养能量，化生气血，供养全身各脏腑器官，维持人体生理平衡，为后天之本提供保障；胆与肝互为表里，敲打胆经，疏通气血流量，缓解肝脏之肝阳亢进，以帮助肝脏排毒解毒，达到养肝脏的目的；肾与膀胱相表里，膀胱经穴位较多，通过敲打、刺激相关俞穴，除疏通本经经络、经气、气血外，也可疏通其他经脉，共同达到舒筋活血，强腰健肾的目的。

总之，这项全身运动，笔者四十多年来，不管刮风下雨，气温多高，寒冬腊月，大雪纷飞，一年四季，一直坚持，每次 45～60 分钟，每日 1 次，通过对皮肤、肌肉、穴位的按摩或敲打，刺激了穴位，疏通了经络，改善了血液循环，经神经、经气的传导，使五脏（六腑）各脏器官，上至头颅五官，下至脏腑、四肢百骸的全身血液循环畅通，从而每日精力充沛，头脑清醒，语言清楚，耳聪目明，反应灵敏，思维敏捷，心情舒畅，强健筋骨，行走矫健，调整内外，平衡阴阳，持之以恒，提精气神。

参考文献

[1] 北京中医学院．素问·上古天真论（二）［M］．上海：上海科技出版社，1982.
[2] 北京中医院．素问·四气调神论（二）［M］．上海：上海科学技术出版社，1982.
[3] 北京中医学院．素问·阴阳应象大论（三）［M］．上海：上海科学技术出版社，1982.
[4] 北京中医院．素问·五脏生成论（一）［M］．上海：上海科学技术出版社，1982.
[5] 北京中医院．素问·脏气法时论（四）［M］．上海：上海科学技术出版社，1982.
[6] 北京中医院．灵枢·经脉篇循行部位［M］．上海：上海科学技术出版社，1982.
[7] 张琪．金榧要略讲义［M］．北京：人民卫生出版，2012.
[8] 姜建国．伤寒论讲义［M］．上海：上海科学技术出版社，2012.
[9] 上海中医学院中药系．中医方剂临床手册［M］．上海：上海科学技术出版社，1982.
[10] 高学敏．中药学［M］．北京：中国中医药出版社，2014.
[11] 邓铁涛．名师与高徒［M］．北京：中国中医药出版社，2009.
[12] 李世文，康满珍，黄永华．一味中药祛顽疾［M］．北京：人民军医出版社，2010.
[13] 朱平．常见病高电位疗法［M］．北京：人民军医出版社，2014.
[14] 张栋．名老中医屡试屡效方［M］．北京：人民军医出版社，200.
[15] 唐书又．老年人常见疾病的诊断与治疗［M］．北京：军事医学科学出

版社，2002
[16] 洪泽华．疾病与生活保健指南［M］．北京：中国医药科技出版社，2013.
[17] 张学文．张学文临床心得手记［M］．北京：中国医药科技出版社，2014.
[18] 任继学．任继学医学全书［M］．北京：中国医药科技出版社，2014.
[19] 张月娟．中医护理分册［M］．长沙：湖南科学技术出版社，2012.
[20] 庞根中．古今名医名方秘方大典［M］．北京：中国中医药出版社，1997.
[21] 朱建平．朱良春精方治验实录［M］．天津：天津科学技术出版社，2010.
[22] 王清任．医林改错．天津：天津科学科学技术出版社
[23] 周国赢、杨锦．《脑血管病妙方特技精粹》［M］．北京：人民军医出饭社，2001.
[24] 刘茂才．现代疑难病治病精粹［M］．广州：广东科技出版社，1996.
[25] 杜茂爱．营养治病［M］．天津：天津科学技术出版社，2016.